病《やまい》と向き合うことは、自分を育て直すこと

ヘルスケアカウンセラーが提案する育自という処方箋

参議院議員・ヘルスケアカウンセラー・女優
石井 苗子
Mitsuko Ishii

プロローグ

人の力は「育自」にあり

❖ 育自とは

この本のテーマにある〝イクジ〟とは、「育児」ではなくて「育自」。発音は同じですが、子どもを育てるように、ある年齢からもう一度自分を育てていくこと。それが育自です。

最近では、お子さんの教育の話などで、「育児＝育自」という語呂合わせとして、子育てをしながら、子育てから学ぶことで親自身が成長するという意味で、育自という言葉を目にしますが、私が提唱したい「育自」は違います。子育て中ではない人も、すべての方々が日常生活のなかで、より健康的に生きていくための方法です。「自分のことは自分で育ててきたつもり、自分のことは自分が一番よく知っている」と思っている方も多いでしょう。でも、人間はいくつになっても、もっと成長できるのです。

今の自分をもっとよく知り、新しい考え方をどんどん取り入れて上積みしていくことで、年齢に合わせて自分を育て、何度でも何歳からでも生まれ変わることができる、それが私が提案する「育自」なのです。たとえ高齢になっても、「再び自分を育てながら、さらに成長した自分として生きていく」という考え方一つで、その人の人生観はポジティブに大きく変わっていくはずです。

❖育自の力で克服する

「育自の力」があれば、〝何があっても大丈夫〟と積極的な考え方に切り替えて生きていけます。今の私は「育自の力をつけること」を信条にしています。

人は精神的、肉体的に無理を重ねると、いつしか必ず身体も心も壊れてきます。だからといって何歳になっても、その人なりの頑張りを否定してはいけないと、私は思います。

頑張る――つまり何かに集中できる人は、潜在的に優秀な人でもあります。逆に、頑張らないことや、何事にも用心深く、特定のことに怯えを感じることについても私は否定しません。人間が生きていくうえで、どちらも必要な感性だと思います。大切なことは、こういった感性を現実の生活のなかでバランス良く、上手に使っていくことです。

特に、病気になったと知らされたときは、誰もが心細い気持ちになってしまいます。落ち込みそうな気持ちが強くなると、少しでも安心できる情報を集めたり、治療先を変えたり、生活習慣を変えてみたりといろいろやってみる――これはどれも頑張りの一つです。これらの行動もすべて怯えに対する自己防衛反応の一つと捉えることができます。しかし、それだけでは解決できないことが多々あります。過剰な頑張りを続けていると必ず無理が出てきます。そうすると次第に、どうして自分はこんなに苦しいのだろうかと思い始めるものなのです。私は自分が「苦しい」と気がついたら、それが「育自のとき」なのだと思います。苦しい自分と正面から向き合い、その苦しさの元を突き止め、その苦しさを回避、あるいは克服する自分を育《はぐく》んでいく。そんな「育自の力」を身につければ、病を患って落ち込んでいても、そこから自分を育てていくことができるのです。つまり、育自は「病の克服法」でもあるのです。

このようなことを思うに至ったのは、私が心療内科で保健師としてヘルスケアカウンセラーという仕事をするようになったからです。

❖ヘルスケアカウンセラーの勉強をした理由

私がヘルスケアカウンセラーの勉強をした理由の一つに、特殊な家庭環境がありました。両親を早くに亡くしたあと、長年患っていた実妹の看護が私に残されたのです。妹は幼いころから身体の筋力が徐々に衰えていく筋委縮症と、背骨がS字型に湾曲していて歩行が不自由な身体を抱えていました。先端の医療情報を集めたり、病院を変えてみたり、経済的な苦労も重ねていましたが、もし私に医療知識が豊富にあれば、何かもっといい方法を探せるのではないかという思いで苦しんでもいました。

そのころの私は、女優やメディアの仕事をしていたので、まとまった受験勉強の時間が取れませんでした。決心させてくれたのが、一九九七年に導入された聖路加看護大学（現・聖路加国際大学）の学士編入制度でした。東京の築地という立地条件も良く、念願の医療系の勉強ができるので、張り切って通いました。とはいえ、仕事との両立は難しく、三年目に復学か退学かを迫られました。そして悩んだ末、仕事を中断し、卒業を目指す決意をしたのです。

看護師・保健師の資格を取り、東京大学大学院医学系研究科で保健学を学び博士号を取得するまで十年ほどかかりました。学問に没頭しながら、妹を看ていたこともあり、やりたいことがままならない妹との生活を通じて、ふと、私にはまだ何かが足りないのではないかという思いにかられました。そんな折に、大学病院の教授に勧められて、ヘルスケアカウンセラーの勉強を始めたのです。二年後に認定資格を取り、都内の診療内科で研修を始め、現在に至っています。

そうしている間にも妹の容態は改善せず、二〇一〇年の夏、ガンで亡くなりました。妹を送りながら、私は彼女が望んでいたように看てあげられたのだろうか、という気持ちを拭いきれませんでした。私自身も、こうすれば精神的にラクになれたのではないか、などとあとから思うことはたくさんありました。

❖ヘルスケアカウンセラーの仕事とは

妹が逝ったあと、私はより一層「人は心身の苦痛からラクになるためにどうすればいいのか」を考えるようになりました。その思いは、いつしか妹や私のように悩み疲れている人に役の立つことがあるだろうという気持ちにつながっていきました。

カウンセラーは心理士とも呼ばれます。現在、カウンセラーは民間資格であり、医師、看護師、保健師、薬剤師といった国家資格とは異なるものです。しかし、二〇一六年、公認心理士法案が国会で議決され、将来的には心理士が国家資格を持って医療の現場でチームの一員として働くことになりそうです。

ヘルスケアカウンセラーは主に心と身体に関連した悩みを訊くことを仕事としています。また、「ヘルスケアカウンセラーって病気を治せる人ですか?」と、よく訊かれることがありますが、一般的にカウンセリングは病気の治療にどうしても必要なものではありません。医師の治療だけでは何かがもの足りないと感じたときに、患者さんの意志で受けてもらうのがカウンセリングです。

日本では、カウンセラーが健康管理に関する専門職として働いているクリニックや病院は、まだ少ないと思います。現在私が保健師として非常勤で契約をしている都内の心療内科では、心療内科医とカウンセラーがチームで医療を実施しています。そこで十年以上、心療内科医の傍らで患者さんにお話を訊いて、それを電子カルテに書いてきたことが、ヘルスケアカウンセラーとしての大きな経験になりました。

❖育自は人生脚本を書き換えることではない

さて、心理学の交流分析という分野でよく使われる専門的な用語に「人生脚本を書き換える」という言葉があります。実は私自身、自分が提唱する「育自」と、「人生脚本を書き換える」ことは似ていると、最初は誤解していました。

しかし、心理学でいう人生脚本は、まったく違っていたのです。

心理学の分野で人生脚本というと、幼児期に周囲の影響によって無意識に植えつけられた人生設計と説明されます。ある間違った行動パターンやライフスタイルを幼児期に身につけてしまっているので、本人には自覚がありません。そのため健康を害するほど悪い行動パターンをくり返していても、気がつかずに、病が悪化していくことがあります。こうした「人生脚本」を書き換えるとなると大変です。自分の頭のなかに何が植えつけられているのか、見つけ出す旅にでなければなりません。しかし、その旅に自分一人で向かうのは、容易なことではありません。かなりの時間と根気が必要であり、「書き換える」には専門家の援助が必要になるのです。

一方、私が提唱する「育自」は、まったく違うものです。現在の自分に「育自の力」をつけることで、自分を変えていくのです。日常生活に密着した一般的なもので、一人でできて、スピードが早いことも強調しておきましょう。

実際、私は、心療内科の現場でこの育自の力を身につけることで元気になられる方を何人も見てきました。人が病や人生の不安を克服し、新しい自分となって生き続けるヒントのようなものがあると強く感じました。

私も妹を看ていた時間、彼女に「育自の力」を養ってもらうことができたはずです。ただ、あのときは私にも「育自の力」がなかった。それは妹が亡くなってから気づいたことでした。

本書では「育自の力」をどうやって身につけるか? 「育自」という考え方をもとに、「育自の力」を養うことで、より快適な毎日を手に入れるヒントをお伝えしたいと思います。そしてそのことが、皆さんの明日を生きる力になりましたら、これほど嬉しいことはありません。

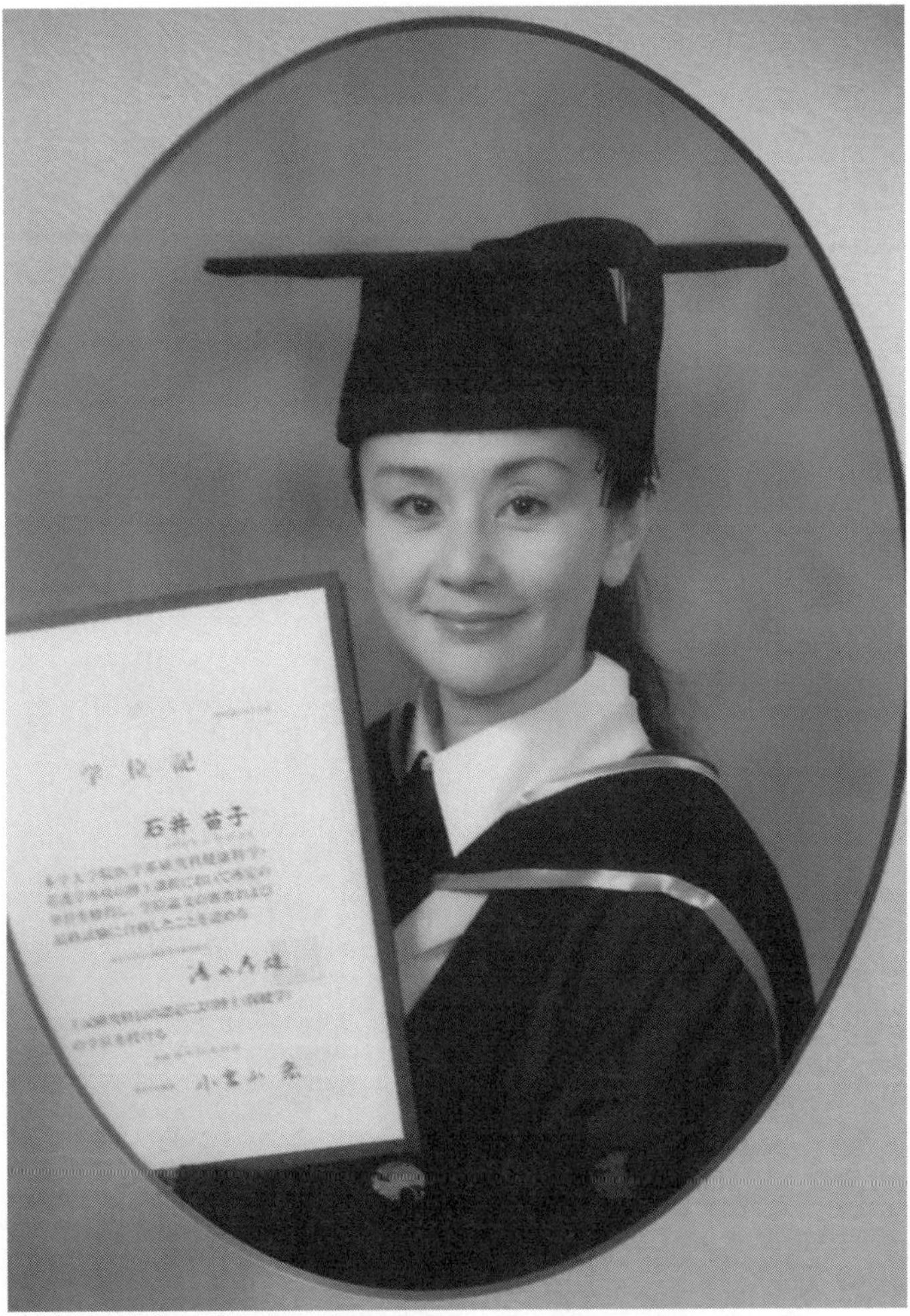

2008 年、東京大学大学院博士課程の卒業写真。保健学の博士号を取得した。

目次

第3章　医師と上手につき合う方法

第4章　家族の問題で悩んでいる人へ

第5章　人は何歳からでも生まれ変われる

第1章

心が疲れている人へ

疲れはリラックスしたときにしか把握できない

❖今の自分を知ることが「育自」

心療内科の治療に来られる患者さんの多くが、身体が動かなくなるほど疲弊してから来院されます。理由をお訊きすると「ひどく疲れていて、気分がすぐれないのです。とりあえず身体の疲れさえ治していただければ……」と訴えます。

気持ちはわかるのですが、その考えは間違っているのです。心と身体は同時に治していくべきものなのです。身体を治してから、そのあと心の疲れを治すというものではないのです。身体が疲れていれば、心も同様に疲れているのですから。

しかも、どれだけ疲れているかは、自分では意外とわからないものです。疲れ過ぎてしまうと、把握できなくなるからです。この患者さんのように動けないほど疲弊してしまってからでは、自分がどのくらい疲れているかを知ることは難しいのです。

皆さんも経験があるでしょうが、人は没頭しているときには、心身が緊張しているために、リラックスすることを忘れて働き続けています。そして、休養を取らないままの日々を続けていると、疲れが溜まりに溜まって、ついに身体が悲鳴をあげます。たとえば、朝、起きられない、起きても仕事に行きたくない——そこで初めて自分がどれほど疲れていたかに気づくのですが、時すでに遅し。休みを取っても、リラックスしようとしても、倦怠感が残り、まったく気分がすぐれません。ひどい疲れのときには、緊張が高まったまま、眠ることすらできないことがあります。

そこで大事なのは、ひどく疲れきってしまう前に、自分の疲労度を把握しておくことです。そのためには、常日頃から「今の自分を知っている」ことです。

起きても仕事に行きたくないという症状を、うつ病の前兆のようにいう医師がいたり、そうパンフレットや専門書などにも書かれていますが、その時点で気がつくのでは予防にはならないのです。疲弊するほど疲れてしまってから治療を始めても、治りは遅くなり、不安感が募っていくばかりです。そこに至る前に、自分の疲労に気づいて調整できなくてはなりません。

疲れはリラックスしたときにしか把握できないのです。疲れきってからでは、もう疲れていることすらわからなくなる。そうなる前に、疲れの度合いをチェックする方法を身につけることが「育自」なのです。では、具体的に考えていきましょう。

✣疲れの度合いをチェックする方法

1 仕事がない日は絶好のチャンス

常日頃から「今の自分を知っている」こと。そのためには、まだ元気だと思えるうちに、疲労度をチェックすることが必要です。

たとえば休みの日は「育自のチャンス」だと思ってください。元気だと、休みの日も朝早くからゴルフに行く、ドライブに行くなどつい予定を入れたくなりますが、できれば予定を入れずに、朝を気にせずに睡眠時間をたっぷり取ってみましょう。自然に目覚め、身体が軽く感じられて、空腹感があれば疲労は回復しています。リラックスして眠れていたということです。今日は何か楽しいことをしようと思える自分がいれば疲労度はまだ軽いと思っていいでしょう。

本来、人間の疲れは一日で取り戻せるようになっているのです。しかし、現代では個々が抱えるストレスが邪魔をして、慢性的な睡眠不足が続いている人が多いのです。そのままの状態を続けていると次第に疲労が蓄積して、一日では回復できなくなっていきます。ゆっくり睡眠を取ろうとしても、眠りが浅く早く目が覚めてしまったり、夜中に何度も起きてしまったりしませんか？　そのままにしておくと、疲れを取ろうと一日中寝ていても倦怠感が取れなかったり、何もしていないのに脱力感に襲われるといった症状が出てきます。その時点で自分の疲労を調整できればいいのですが、多くの人は、調整できずに、さらに疲弊の道を突き進んでいきます。

元気なうちに自分を観察し、こまめに疲労回復を心がけること。実にシンプルなことですが、この簡単なことを見過ごして、くたびれ切ってしまうのです。

そこで重要になるのが、休みの日の過ごし方なのです。

育自の力は、まず休みの日に養いましょう！

元気なうちに、しっかり休む。これが正しい疲弊予防であり、育自の第一歩です。

2 日々の睡眠時間を記録しよう

睡眠は十分に取ることが大切です。でも、具体的には何時間眠ったらいいのでしょう？ 最適な睡眠時間は人によってさまざまです。ただ、現代人は概ね、残業や付き合いで必要な睡眠を削って、疲れを溜め込む傾向にあります。

もともとヒトという生き物は、起床してから十四時間ぐらいで眠くなるようにできています。朝六時に起きる人が、夜八時を過ぎると眠くなるのはごく自然のなりゆきです。十四時間より前に眠くなれば疲れている、十四時間以上起きていても眠くならなければ元気だといえます。目覚まし時計に縛られることなく、夜は眠くなるまで寝ない、朝は起きたくなるまで寝ていることができたらどんなにいいでしょう？ 身体の自然なコンディションに身を任せて寝起きできればいいのですが、実際そうはいきません。

育自の重要なポイントは、「自分にどのくらいの睡眠時間が必要なのか、いつ眠くなるのか」という今の状態を把握しておくことです。それが過度の疲労の予防になるのです。

そこでまず、毎日の就寝時間と起床時間を記録して生活のリズムを観察してみましょう。睡眠時間のほかにも、トイレに行った回数や排泄量――それらを把握することで、自分の健康管理ができます。いつもと違う変化があれば、体調不良の兆しかもしれません。自分では、疲れの自覚症状がなくても、「このままいくと悪循環に陥ってしまうぞ！」と、気づくことができます。そこで、まだ元気なうちに、「疲労を断ち切るタイミングはここだ！」と判断することが大切なのです。

育自に大切なことは、まずは自分の身体に関心を持つことです。元気だと思っているときこそ過信しない。疲れきってしまう前に悪循環を断ち切り、リラックスして疲れを取ることができたら、育自の力が身についてきたことになるのです。

❖休むために休む。それはエネルギーの貯金

現代人はなかなか、休むことができません。正確に言うと「休むために休む」ことができないのです。エネルギッシュな働き者は、会社が休みでも家で仕事をする。ガッツのあるガリ勉タイプは学校が休みでも、家で猛勉強する。どちらも休んだことにはなりません。

また、仕事のあるなしに関係なく、母であり妻である女性はなおさらです。家庭では、

家族のために体調がすぐれなくても無理をして働くでしょうから、「休むために休む」ことがなかなかできません。そして、「休むために休む」ことが生活習慣になるまでには時間もかかります。「自分が休みたいときに休めるならいいけど、それが思うようにならないから疲れるのです」と、訴える方が多く見受けられます。確かに現代人の多くは、休息が自分の思うようにならないと感じていると思います。健康な生活のリズムを持続することが困難になりつつあるのは、誰しも同じかもしれません。

しかし疲れたまま働き続ければ、仕事に対する純粋な意欲も失われていきます。当然、失敗も多くなりますから、さらに気分がすぐれない原因を作り出してしまいます。これではまさに悪循環です。でも自分が休みたいと思ったときに休めないなら、どうすればいいでしょう。

ここが育自への一歩です。思い切って一日自分のために休むことから始める。それが無理なら、一日のうち何時間かを、自分の体調管理に使うことから始める。疲れたときに休むのではなくて、「休むために休む」のです。「休むのは疲れないためのエネルギーを〝貯金〟していること」だと思ってください。

実際に、仕事や勤務を三カ月休むように診断され、目を丸くして驚かれる患者さんがいます。本人は「一週間でも長過ぎると思います」と訴えます。
「一カ月は薬を飲んで身体をリラックスさせる。二カ月目は自分の現在の体調を確認しつつエネルギーを貯蓄する。三カ月目からは仕事復帰のためのリハビリと自分のペースを取り戻していく。三カ月は必要です」

医師からこう伝えられると、どうしてそんなに長く休まなくてはならないのかと疑問を感じられるようです。

このように三カ月の休養が必要というケースは、これまで相当に、頑張り過ぎてきた人です。なかには、何十年もの疲れが蓄積してからやっと来院する患者さんもいます。そんな人に限って「一週間ちゃんと休んだのにどうして良くならないのか」と不満を吐き出します。でもそれは当然のことなのです。いかにこれまでご自身が少し良くなると、すぐ張り切る性格をしていたかがわかります。元気なときに自分をリラックスさせて、どれだけ疲れているか確認する育自を、ぜひ、日常的に学んでほしいと思います。

一方、繊細な性格の持ち主についても同じことがいえます。ちょっとした疲労にも過剰に反応し、生活改善に乗り遅れたと思い込んで、はては生活のリズムを取り戻すことを放棄し、「引きこもり」状態を起こしやすいタイプです。

猛烈な働き者と、敏感な引きこもりは正反対のように見えますが、実際は同じ性質を持っています。どちらも基本は「完璧主義」。中途半端な状態を看過できず、頑張り過ぎるか、まったく放棄するか、両極端な方向に振り切れるのです。その性格が体調不良を引き起こします。なぜなら、完璧主義の人は、「休むために休む」という習慣が身につきにくいからです。どこかで立ち止まって、休むために休まないと、知らないうちに疲労蓄積の悪循環が生まれ、慢性的な倦怠感に悩まされる状態に陥ってしまうのです。

いずれにしても、元気なうちに休むことができればいいのです。エネルギーの貯金を使い果たしてから治療を始めてもすぐには治りません。

❖「休みが取れない病」から抜け出す方法

「休むために休む」ことができない人を、私は「休みが取れない病」と呼んでいます。休むと職場から取り残されているような気持ちになる、家事をしていなければ落ち着かない、どこにいても身の置き所がないと感じる、こんな症状が生じたら、「休みが取れない病」に侵されています。自分の心身の観察に向き合う必要があるという「育自サイン」が出ていると思ってください。休みを取れない人ほど、定期的な休みを確保する必要があります。

ところが、厄介なことに「休みが取れない病」の人は、仮に休んだとしても、休んだ日の次の日から、遅れを取り戻そうと何倍も頑張って働く傾向にあります。すると、あっという間にエネルギーの貯金を使い果たして、マイナス状態になってしまいます。それは、本人だけに責任があるのではなく、多くの場合、職場環境が適度な休みを許さないことに原因があります。ところがそうして働き続けた結果が、疲労で休むことにつながり、それが次第に頻繁になり、やがては疲れから脱出できずに疲弊に陥り退職を余儀なくされた、という例を何人も診てきました。これは本当に悲しき悪循環ですね。

治療方法は同じです。短い時間でもいいから、日頃から少しずつ休む習慣をつけて、エネルギーの貯金を心がける。この育自の方法を見つけてもらいます。疲労を溜めないことを習慣化するのです。

少しぐらい頑張ってもエネルギーが枯渇しないように、自分なりの仕事の量と休息のバランスを身につけてもらうのです。他の人との比較ではなくて、自分の身体と向き合ってエネルギーの貯金をするにはどうしたらいいかを考える。そしてエネルギーは、すぐ使い果たしてしまわないこと、これが疲弊を避けるヒントです。

治療中、少しラクになってきたと思えたときには、すぐに仕事を始めるようなことはせず、何もしないで「休む」という一歩を踏み出してほしいのです。そこでエネルギーを貯めて強くなっていく。それが健康的なリズムを維持して、長く休むようにならないための予防方法です。

❖仕事モードに切り替える時間は必須です

「疲れた」と訴えると、よく「温泉に行くといい」と勧められます。確かに、温泉そのものには、血行を良くする効果が期待できます。が、私は温泉に行ってリラックスできるのも、元気なうちに疲れが回復できる人だと考えています。

疲労が過ぎるとその限りではありません。温泉に行ったら、かえって疲れて帰宅したという経験はないでしょうか？　楽しいはずの旅行そのもので疲れてしまう……これはどうしてなのかと考えてみてください。

これは温泉に限らず、旅行すべてにいえることです。旅の準備をしているときから気持ちがウキウキしないとか、出発が迫ってくると憂うつになるようなら、これはもう心身が疲れているサインだと思ってください。疲れている原因がほかにあって、旅行に行っても治らないかもしれませんし、かえって逆効果になるかもしれません。

患者さんによっては、イベントを中止したほうがよいとアドバイスすることもあります。「元気を取り戻すために温泉に行けばいいと夫に勧められた」と相談される患者さんには、「今は、温泉に行くと余計に疲れる。あなたが楽しんで旅行ができるようになるまでには、まだ時間が必要です」と説明します。なかには、心身の疲労が原因で、電車やバスに乗ることさえできなくなり、治療を続けなければならない方もいます。もちろん以前はまったく問題なく乗れていたのにです。

もし、旅行に行く気分になれないほど疲れていたら、企画を中止して静かに自分を観察する時間をつくることです。

旅行が気分転換になって、思いっきり遊べたのなら大いにけっこうです。ただしその場合でも、仕事に復帰する前には半日でもいいので、仕事モードに切り替える時間を確保しておきましょう。自分を切り替える静かな時間を持つのです。

切り替える時間なしに仕事に戻ることを、元気な証拠だと勘違いしてはいけません。それを続けていると、知らない間に疲れを蓄積していくことになるからです。

❖熱中しているときこそ休息が必要

一つのことに熱中する性格を持っている人には集中力があります。他人より優れた能力があるといってもいいでしょう。しかし熱中し過ぎるとリラックスできません。睡眠不足と同じで、疲弊してしまいます。

わかりやすい例が子どもです。幼い子どもは自分が面白いと思うことに熱中します。休むことなく遊んでいると、くたびれ切ってストンとその場で寝てしまったり、発熱したりすることもあります。これと同じことを大人になってからもやっていると、知らないうちに疲弊してしまうのです。

熱中していることを、疲労と関連づけて考えていない人が多いのが困りものです。現代人はスマホやパソコンを使ったり、ゲームをすることが疲労につながるとは感じていません。これは庭の手入れや日曜大工、手芸やお菓子づくりも同じこと。

内容にかかわらず、休むことをないがしろにして物事に熱中していることを、自分の良い資質だと勘違いしている人がいます。私はこういう方々を「熱中症」と呼んでいます。自分が熱中するとやめられない、とことんやってしまうことを「性分」として諦めているか、あるいは自分の良い性格だと履き違えている人たちです。

熱中することで貴重な時間を使い続け、心身ともに疲弊して医師に治してもらうのでは、人生の時間の無駄というものです。子どもは周囲が気をつけてくれますが、大人になっても熱中する習慣から抜けきれないのは、本人に責任があり、その「育自の力」のなさに原因があります。

こうした人の育自は、熱中しているときの自分を自覚することから始めます。熱中している作業をやりながら、「今私はこれに熱中している」と、どこかで熱中症の自分を客観視する練習が必要です。自覚ができても手を止められない人もいます。自覚できるだけでは「育自の力」が身についたとはいえません。わかっているけどやめられないという人と同じです。たとえばアイロンかけ一つでも、とことんやってしまう自分がいたら、その最中に「今これに熱中している。成果はどこまでなら満足できるか」というように「疲労と熱中の調節」ができるようになってもらいます。そして、三十分やったら、成果がどうでも、いったん手を止めて休むようにすることが疲労を蓄積させない方法です。

熱中症の人は困ったことに気分転換にさえ、熱中してしまいます。診察をしているときに、「気分転換に何をしますか?」と訊くと「絵を描いたりしていると、やっぱり夢中になって……」と言う方がいます。「どのくらい?」には、「五～六時間ぐらい」。「休憩は?」には「ん～トイレに行くときぐらい……」。これはもう気分転換ではありません。熱中する対象を変えただけです。困ったことに、気分転換になっていないことに本人が気づいていません。「疲労と熱中の調節」ができていない状況です。こうした方には、たとえ気分転換でやっていることでも、一時間やったら一時間休みましょうと指導していますが、なかなか実行できないようです。身体を休めることが、身体を痛めないことだということに気づかないからです。

熱中することが、何かの依存性のきっかけになることもあります。それをやっていないと気が休まらないと思い込んでいるだけで、実際には心身がリラックスできていないのです。当然、自分の疲労度は把握できず、どんどん疲れていきます。熱中することが必ずしも仕事の効率を良くすることにはつながらないことを理解してもらい、手を止めて休むことを習慣にしてもらいます。

自分が熱中できる時間の長さをその日の体調によって調節するなど、新しい考え方を今の自分に上乗せしていくように勧めています。熱中できるという優れた資質を持っているのであれば、その能力を活用するために、熱中する時間を調整することもできるはずです。

❖育自で身につけた年の取り方

ご高齢の相談者のなかには、漠然としたイライラ感を訴えられる方が多く見受けられます。リタイアして時間をもてあまし、「家でじっとしていると、もっと活動的でなければならないとイライラしてくる」と訴えます。こういう性格の方は、不眠症や慢性的な疲労に悩まされます。残念なことに、時間にゆとりができたことでかえってイライラする、時間があることでリラックスできない状態にあるのです。

たとえば、定年後に夫婦が再び一緒に暮らすようになったことや、年金生活などの経済的な問題や自身の健康について頭を悩ませている方もいます。ただ、それらの問題はすぐに解決するものばかりではありません。時間がかかるか、あるいは解決が不可能なものかもしれません。しかし、たとえそうであったとしても、自分がどんなことにイライラしているのか、どうしてリラックスできずにくたびれているのか――それに気づくだけでも、今後の自分の生き方を変えていく育自につながります。

自分が何についてイライラしているのか、一つ一つ気づくことでリラックスへの道が開けます。ただ、絶えず考え続けると、やはり疲労します。時折、「今日はそのことを考えないようにしよう」と決めて休むことも必要です。漫然とした休み方ではなく、一つもいやなことを考えないようにして休む。そして、そのためにはどんなリラックス方法がよいかを探す。これが体力というエネルギーの貯金につながります。

たとえ一時間でも、悩ましいことを頭から削除できる訓練を身につけていけば、はたから見れば「元気」な高齢者になると思います。一時間分のエネルギーの蓄積が柔らかな笑顔をつくり出すことになるのです。

診察中に現在摂っているサプリをたくさん持ってきて、その効果を訊く高齢者もいます。どのサプリも、今の自分よりもっと元気で頑張りたいという気持ちで摂取しているものでしょうが、サプリにばかり頼るのではなく、自分をリラックスさせる時間を取るほうに考え方を切り替えてもらいます。薬は必要なものだけを飲んで、自分の身体をリラックスさせて効果があるかどうか観察してもらいます。

年齢を重ねれば体力はだんだん低下し、それに逆らうことはできません。とはいえ、人間、いくつになってもチャレンジはしたいもの。老化を気にして怖がってばかりだと、気持ちが沈んでしまいます。

いつまでも元気に見える人、あるいは気力も記憶力も衰えていないように見える人はどこが違うのでしょうか？　元気に見える人は高齢になっても、今の自分のイライラや緊張がどこにあるのかに気がつく「育自の力」を身につけ、リラックスして疲れを溜めない方法を知っている方です。

高齢者に、学ぶこともあります。六十歳を過ぎると、仕事や家事から解放され、だんだんとリラックスできる時間が取りやすくなります。それまでに育自を身につけてきた人であれば、生活設計を変化させることに柔軟に対応して、いい年の取り方ができると思います。

私はシニアの方には、無理をしない範囲での運動を勧めています。たとえば、ウォーキングを日課にしている方は、単に歩いて体力を維持させるだけではなく、寝付きを良くするために適度な運動をするのが目的です。毎日歩くことで、今の自分が何キロメートル歩いたら疲労感がどのくらい出るのか知ることができます。実際、夕食後に二十分程度のウォーキングを続けることで、お酒の量を減らして、快適に眠れるようになった高齢の方を数多く診てきました。

若いころやっていたラジオ体操を、再び生活に取り入れたシニアの方もいます。早朝に起きるのが苦手な方は、無理せず、好きな時間に楽しさを感じながらやる。疲れたときは休む、そして疲労を溜めこまない。これが理想的な年の取り方です。

こうしたシニアの方々はエネルギーの貯金法を身につけた人であり、いつまでも元気な高齢者なのです。自分が生まれ持った体力ではなく、育自で身につけた体力だと言えるでしょう。

努力が報われないという「不安感」から脱する育自

❖カウンセラーは傾聴して不安の原因をつきとめることから始める

来院された患者さんのなかには「努力が報われない」という〝不安感〟を強く訴える方がいらっしゃいます。多くの場合、職場や家庭という日常生活のなかで人間関係にトラブルを抱えた方々です。人間関係を立て直す努力をしたものの、失敗してしまい、結果的に仕事を辞め、次第に身体的な不調が目立ってきたと訴えます。

「努力が報われない」という〝不安感〟。ちょっとわかりにくいかもしれませんが、患者さんの立場からすれば、人間関係をよくしようと努力をしているのに少しも報われない、努力は何の役に立っているのだろう、新しい努力を始めてもまた報われないのではないか、そんな気持ちを〝不安感〟と表現しているのです。

こうした患者さんは、自分が今何について努力しているのか見えなくなっています。最初のカウンセリングは、努力についてではなく、いつごろからどんな症状が気になりだしたかなど、身体の不調について思いつくまま紙に書いてもらいます。そのあとで、気になることについて、声に出して話してもらいます。それは、自分がいつごろから悪くなったのか確認してもらうためです。

カウンセラーは紙に書いてもらった情報について、イエスかノーかで答えてもらうような質問をしません。あくまでも、患者さんが気になることについて時間をかけて自由に話していただき、私たちは関心を持ってそれを聴きます。これを「傾聴」といいます。興味を持って相手の話を聴き、話を横道にそらさないことが「傾聴」のポイントです。

このやり取りをしていると、多くの方はまず体調を先に治したいと訴えます。痛みやだるさといった身体的不調です。そこで「体がラクになったら何をしたいですか?」と尋ねると、「人間関係にまた努力したい」という答えが返ってきます。

ところがそう言いながら、どこかで病気を理由に人間関係から離れていたいという気持ちが垣間見えるのです。治療をしている間は人間関係や仕事のことを忘れていられるという現実逃避の顕れです。一方では一日でも早く自分の体調不良を治して頑張りたいと言いながら、逃げていたいという葛藤がある。気持ちはよくわかりますが、ここがふんばりどころです。

「身体も人間関係も仕事を取り戻すペースも、同時進行で改善していく」――これが心療内科のアドバイスです。身体が治ってから次をやるのではなくて、同時に少しずつ治していくのです。薬を飲んで、次の日から頑張るということではありません。少しずつ同じペースで改善していくのです。医師の治療を受けている間は何もしなくていい、執行猶予期間だと思っていると、引きこもりになったりして、そこから永遠に抜け出せなくなります。身体を先に治してからではなくて、治しながら、同時に自分の不安は人間関係だけなのか、過去の経験に執着している不安なのか、漠然とした将来的なものなのか、不安の原因をカウンセラーと一緒に整理して、自分の不安の原因をつきとめていく。これが〝不安感〟から抜け出すための第一歩なのです。

❖「外部からの打撃」を一度整理してみる

個人の不安を解決するためには、まず原因を知ることが大切です。原因を知るための育自方法に、「外部からの打撃（ライフイベント）」の整理があります。「外部からの打撃」という言葉は専門的すぎてわかりにくいかもしれませんが、過去の自分に起きたことで大きく印象に残っている出来事だと思ってください。それらを紙に書き出して、整理してみるのです。

たとえば二〇一一年の東日本大震災のように、生活の基盤を一瞬にして失うような「外部からの打撃」は、書き出しやすいのですが、これほど大きな打撃ではなくてもいいので、覚えていることを思いつくまま書いていきます。カウンセリングではこれらを「ライフイベントの整理」と呼んでいます。

自然災害は書きやすいでしょうが、恋愛、結婚、離婚、友達の死別、病気、職場の移動、引っ越しなど、思い出せるものならなんでもいいので書き出していきます。事の大小は関係ありません、時系列に並べなくてもいいのです。印象に残っている出来事はすべてライフイベントになります。同じことが起こっていても、覚えている限り書き出してみてください。たとえば引っ越しが20回あったとか――。過去に何が起こっていたかを書きながら、もっとも強い打撃がどこにあると感じているかを確認することが大切です。そこから、今までずっと続いている自分の不安感が何なのかを知るヒントが得られます。

たとえば、思い出すだけでもパニック状態に陥るような出来事があったとします。人はあまりにも強い外部からの打撃があると、無意識のうちになかったことにしようとする傾向があります。たいしたことではないと否定することで、気持ちのなかに隠蔽し、強い打撃から逃れようとします。離婚を例にあげると、打撃を受けたにもかかわらず気にかけまいとする一方で、結婚に〝不安感〟を持ち続け、結果的に同じ失敗をくり返すというケースもあります。逆に甘い恋愛などは、外部からの打撃と感じていない場合もあるでしょう。しかし、他者とかかわり、自分だけで決断できない事柄のすべては外部からの打撃なのです。引っ越しや転職などは、自分自身だけの問題ではないと片づけてしまいがちですが、打撃の強弱を自分で判断せずに、ライフイベントとして列挙しておくことが〝不安感〟の原因をつきとめるヒントになります。

❖自分が置かれている立場に目を向ける

ライフイベントの整理がついたら、次にそれらのライフイベントと現在がどこでつながっているかを考えてみます。ここで、いくつかのケースを具体的に挙げてみましょう。努力が報われないという〝不安感〟を持っている患者さんの状態が、どう形成されているのか参考になると思います。〝不安感〟と密接に関係あり、と思っていたライフイベントが案外無関係だったというケースもあります。身体の具合が悪くなってしまうほど追いつめられた原因がどこにあるのか、その特徴的なケースを見ていきましょう。

ケース1　内面的な心の葛藤からの脱出

現代社会は、要領よく努力して目的を達成する人が求められています。人づき合いを上手にこなし、仕事もこなして成果を残す人が重宝がられます。私個人は、努力家というのは褒め言葉だと思っていますし、要領のいい人が良いとは思っていません。しかし、成果が第一の社会に生きていると、結果を出せない努力は自己満足だと言われることがあります。それでもかまわないという人はいますが、人に認めてもらえる成果を残すために努力している人にとって、他人から自己満足と言われることは心外です。そこで、内面的な葛藤が生まれていきます。努力を価値として認めてもらいたいという葛藤です。

前述のように、努力が報われないという〝不安感〟を理由に来院する患者さんには、内面的な心の葛藤を持っている方が多く見られます。〝不安感〟で前が見えないとまで訴える患者さんは、他者に認めてもらうために努力しています。身体が辛いのをどこまで努力で治そうとしてきたかと、これまでの治療歴をすべて、医師に説明をする患者さんもいます。そこでも内面的な葛藤が見て取れます。こうした患者さんは葛藤に執着するあまり、自己アピールが目的化してしまい、そこから脱出できなくなっています。場合によっては、努力をしている姿を、他者に押しつけようとして嫌われることすらあります。そこに気がつかず、これほど、わかってもらおうと努力しているのに、人間関係がうまくいかないと悩んでいます。

ここから脱出するためには、今の自分がどのように見られているのか、冷静になって観察してみることです。努力が評価されず寒々しい環境にいると感じたなら、今とは違う努力が求められているのかもしれないのです。そこに気づくことが鍵になります。報われないことを嘆くより、自分はどのように見られているのかを観察してみましょう。そこから、今後はどの方向で努力すればよいのかを整理していくのです。そうすることで次第に内面的な心の葛藤が軽減されていきます。これが育自のポイントです。自分が置かれている立場と努力の方向性を変えれば、必ず内面の心の葛藤から脱出できるはずです。

ケース2　人間関係に気を遣い過ぎる人

患者さんのなかに、人間関係に気を遣い過ぎる方がいます。何よりも先に他人にどう思われるかが気にかかり、仕事ができなくなってしまうのです。努力が報われないという〝不安感〟が強いことも特徴です。こうした方は、ライフイベントの書き出しでは、「人の悪い噂が多かった」と書かれます。そのほかのライフイベントについても、噂で悩まされたことが多く、自己評価も低いのです。常に他人からの噂をもとに自己評価の基準をつくっているのです。しかも、その噂の多くが間接的に聞いたことであり、親しい友人から聞いた噂話でもないことがわかります。実に曖昧としたものに怯えているのです。カウンセラーが「どなたがそう言っているのですか？」と尋ねると、必ずといっていいほど、「みんながそう噂しているんです」という答えが返ってきます。被害妄想の一歩手前の状態です。さらに、「みんなって誰でしょう?」「どのぐらいの人数ですか?」と質問すると、「雰囲気から、みんながそう言っていると思うのです」という答えが返ってきます。

こうした場合、「他人はあなたのことをそれほど気にして生きていませんよ?」と伝えます。すると、びっくりした顔をされるのです。ちょっとキツい言葉のようですが、人は他人をそれほど気にして生きていない、自分は自分のために生きていくのだと、気づいてもらうために必要なのです。

人間関係に過剰な反応を示す方には、信頼関係があって初めて人間関係が成り立つことを学習してもらう必要があります。信頼関係すらも永遠とは限りません。噂話で成立しているような希薄な人間関係もあるでしょうし、案外それが、人間関係の本来の姿かもしれません。人間関係に気を遣い過ぎる人には、ここに気づいてもらうことが育自の一歩です。

人に気を遣う「ひたむきさ」は悪いことではありません。その性格は大切にしてもらいますが、うっとうしいとまで言われるほど人間関係に気を遣い過ぎる必要はありません。それで評価が悪くなっているなら、努力は誰のためにしているのでしょうか。努力は自分のためにするものです。他人のための努力なら、すぐにやめるべきです。現在の自分がどの位置にいて、何に神経を遣い過ぎているのか。そこに気づくことが人間関係に気を遣い過ぎる人の〝不安感〟を軽減していくことになります。利己主義と思われるでしょうが、すべての人は自分のために生きています。人に評価してもらいたいという行為が、結果として自らの評価を落としているのなら、努力の方向を見失ってしまっていることになります。だから先が見えなくなっていくのです。

他人の評価に、失望や怯えすら感じて苦しむぐらいなら、評価を一度無視してみることです。自分が書き出した過去のライフイベントをいったん「心の倉庫」に納めてから、あらためて、自分がこれから何をどこまでしたいのかを見据える。そこから人生の結果を上乗せしていく、この育自の方法を身につけて、身体の痛みや倦怠感が回復したという患者さんを診てきました。身体と心の治療は表裏一体、同時に進めることで効果があると実感できました。

❖ 努力が報われていないと感じる人の損得勘定

努力が報われていない〝不安感〟のある人から、「認められなくても平気という鈍感力を身につければいいのでしょうか」と質問されるとき、私は即座に「違います」と答えます。理由は簡単です。そういう性格だと思っていても、人はいつ不安になるかわからないからです。

前述した外部からの打撃（ライフイベント）は、いつどんな時に起きるかわからないのですから、どんな性格の人でも身体の不調をきたす可能性はあるのです。平気に見える人でも、いつどうなるかはわからないのです。自分を守るための育自がしっかりできているか？　そこがポイントになります。

努力が報われていないと感じている人に見られる特徴に、損得勘定があります。お金の問題だけではありません。努力が「損」ばかり、つくり出していて、少しも得につながっていないと感じているのです。だから〝不安感〟で前が見えなくなってしまうのです。努力が「損」をつくり出すことに怯えているのです。しかし、「損なことばかりくり返しているのは時間の無駄だと思う」という言葉は正しいのです。これ以上「損」はしたくないと思いながら生きている自分を認めたうえで、育自を始めることが大切だと私は思います。

人は努力を「得」に向かって使うのであって、他者からの評価のために使うのではないと、もう一度自分に言い聞かせてください。これは利己主義とは違います努力家は目標が定まらないと不安でたまらないものです。年齢を重ねるたびに若さを失っていくという不安感から、次の目標は何かと戸惑うこともあるでしょう。しかし個人の目標の大きさや種類は問題ではありません。固定概念に縛られてはいないかが問題です。同じ失敗をくり返すなら、人間関係を一度リセットして、自分の視野が狭くなってはいないかと考えてみる。そこから現状を変えることを試してみるのがいいと思います。目標を持つことは生きがいにも通じますから、大切なことです。目標に向かった努力が報われない状況が続き、気がついたら不安感のほうが大きくなってきたと気づいたら、目標を変えてみる。新しい目標に変えてみることです。

不安感は、今日から目標を変えるという育自で払拭できるのです。

これまで散々努力したと、年齢を重ねていくと、自分に言い聞かせて納得しようとします。ですから今やっている努力が実らないと不安でたまらないのです。努力をしてもまったく状況が変わらないときは、あまりにも一生懸命になっているがゆえに、視野が狭くなっていることに気づくことです。何度も同じネガティブな人間関係に陥っているとしたら、新しい人とつき合ってみるという小さな目標でも、心の支えになります。自らの努力の捉え方に間違いがあると気づかなければなりません。

長年、原因不明の体調不良で悩んでいる人へ

❖心療内科で一番よく訊かれる質問

「私はなんの病気なのでしょう？　病名はなんですか」――これが心療内科で一番多い質問です。また、「どこの科に行っても治らず、どんどん具合が悪くなってきた」「うちでは治せませんとドクターに言われたので、ネットを検索してここなら診てくれると思いました」と初診時におっしゃる方が増えています。

日本の医療制度では、看板（標榜）に複数の科を載せることが許されているので、病院を選ぶ際には、事前にしっかり下調べをしておかないと、満足な診療が受けられない場合もあります。たとえば心のクリニックと書いてあるので治療を受けたが治らない。そこで身体の痛みを訴えたら、「ここは痛みのクリニックではない」と言われて、ペインクリ

ニック（症状や身体所見から痛みの原因を診断し、適切な検査や治療を行う診療所）を受診したが、そこでは「精神的なものだろう」と言われて診てくれなかった、そんな訴えを聞くこともあります。

一方、健康雑誌やテレビを見て、患者さん自ら「この病名ではないかと思いまして」と最初に言う人もいます。医師から「病名は私が判断します」と言われても疑う気持ちが強い人には、かつてどの医療機関を受診しても病名がつかずに、治らなかったことが心の負担になっているケースもあります。

❖心療内科と精神科の違い

心療内科でカウンセリングを行っていると、「ここは精神科とは違うのですよね」と素朴な質問を受けることがあります。精神科に通院しなければならないことを隠さなくてはならなかったり、就職に支障が出たりと、精神科に対する偏見ともいえるほどの視線があったことが、こうした質問が出る所以だと思います。

現在では、精神科で心のケアを診るところが増えてきたことで、心療内科と精神科の違いが、患者側にわかりにくくなっている現状もあります。

基本的に心療内科は、内科的な治療に精神的なものが関連している場合、そこを指摘しながら育自を促しつつ治していくところです。精神的な疾患だけを専門に診る精神科とはここが違うのです。

日本における心療内科の歴史を簡単に説明しますと、名称の標榜（看板）を下げる許可が出たのは平成八年（一九九六）でした。諸外国では、心療内科はサイコソマティック・メディスン（psychosomatic medicine ＝心療内科）として精神科とは別に発展してきたのですが、日本では、当時、精神科はあっても心療内科はまだ一般的ではありませんでした。

そのころは、専門医師が治療をしたあと、「疾患」がある程度治ったなら、その後は患者個人の力で生活を維持してほしいといった傾向にありました。心療内科がその後の心のケアをするというようなことは最近になってからです。それまでは手術がすんだら「気の持ちよう」と励まされることもあり、身体的な病に伴う心の治療という考え方はなかったかもしれません。

前述したように、平成二十七年（二〇一五）には、公認心理士を国家資格とする法案が国会で通りました。一刻も早く資格試験を実施し、合格者を病院や職場にすみやかに配置すべきでしょう。精神疾患なのか心療内科の治療が必要か、現場で判断できる人を増やすことも必要でしょう。

今後の日本は、心療内科の医師がカウンセラーを置けるようになり、精神科とのコミュニケーションも活発になっていくべきだと思っています。患者側から見ればどちらでも同じ治療ができるようになってほしいでしょう。病院で高齢者の診察が増えていくのであれば、かかりつけの心療内科医やカウンセラーを見つけることがますます必要になってくると思います。

でなければ、結局どこに行ってどうすればいいのかわからないまま、長年治療が思うようにいかず、原因不明の体調不良で悩んでいる患者を救うことはできません。心療内科医や公認心理士の存在や役割を、患者がしっかり認識できることも、育自を行ううえで欠かせないことなのです。

❖ 総合病院で治療するかどうか

長い間、原因不明の体調不良で悩んでいる場合は、一刻も早く、心療内科のある総合病院で治療を受けることを勧めています。治療の方向性を見極めるためと、治療の限界を決めて、育自のほうに時間をかけるためです。

先進国では病院内での他の科の先生との連絡や診断の依頼のやり取りをコンサルテーションと呼んで頻繁に行っています。日本でも総合病院では確立されていて、心療内科と精神科とのやり取りも行われますし、その他の科との連携もあるので総合病院の心療内科の患者数は増え続けています。

たとえば、眩暈《めまい》を感じたときに、まず耳鼻科に行くか、内科に行くか、あるいは心療内科に行くか――それを医療の知識がない患者が決めるのは難しいことです。

しかし、総合病院であれば、心療内科を受診した人の眩暈の原因を、耳鼻科とコンサルテーションしながら診ることができ、血液検査の結果から内分泌系や膠原病《こうげんびょう》内科の医師とコンサルテーションをすることも可能です。総合病院を受診するには、普段のかかりつけ医に紹介状を書いてもらうという煩雑さはありますが、結果的には治療費の面でも経済的だと思います。総合病院内の医師たちのコンサルテーションという利便性に鑑みると、総合病院にある心療内科を受診して、原因不明の体調不良の治療に期待をかけたい患者さんの気持ちはよくわかります。

先進的な医療を心がけている総合病院では、精神科医が最初から患者の容態を把握していて、そのうえで、ほかの科のドクターの診察を受けることも可能です。が、日本全体では、そこまでサービスの一環としてやっているところは少ないのです。

二〇一五年十一月、私が日本心療内科学会に出席したときも、「それぞれの科（たとえば、外科、整形外科、内科、眼科、婦人科）に心療内科的な治療ができる医師がいればメンタル面も治療できるというのが理想的であって、心療内科を置く必要性があるのか」といった意見が出ていました。精神科が精神面の専門的な疾患を診る科として独立した存在であればいいという考え方は根強く残っています。

私個人の意見としては、これでは複雑に絡まった心身の治療はできないと思います。原因不明の体調不良で受診したい場合、精神科と心療内科のどちらのクリニックに行ってもかまわないのですが、精神科と心療内科の治療方法が異なることは知っておくべきでしょう。

痛みや倦怠感、不眠、頭痛、眩暈といった症状を患者のライフスタイルや過去の出来事と結びつけて、全人的な治療を行うのが心療内科です。精神科は精神的疾患の治療を受けるものと考えるのが通常です。

ともあれ、患者さんの立場で大事なことは、まずは長年の体調不良の説明を医師にしてみることです。よく聞いてくれるようであれば、治療をそこでしばらく続けてみてください。話を聞いてくれず、病も治らないようならば医師を替えることを勧めます。

お金があれば、すべてうまくいく!?

❖なぜお金さえあれば治ると思うのか

「お金さえあれば、すべてうまくいくんです。お金さえあれば……」。これは心が疲れている患者さんほどよく口にする言葉です。そうではないと伝えようとしても「気休めばかり」と言われて聞く耳を持たないこともあります。では、お金さえあればどんな病気でも治せるのでしょうか？

私の周囲にはまったく逆の状況の人もいます。お金があるのに病気が治らない人たちです。お金がない人から見れば、詐欺まがいの治療に大金をかけたあげくに、治る術もなく、悲惨な結果になったと思われるかもしれません。「どうしてそんなところに何百万も払って診てもらったんだろう」と不可解に感じる方もいるでしょう。

しかし、お金のあるなしにかかわらず、育自がうまくいかなければ、結果的に同じ道を辿ってしまうということです。

共通点は、病気に対する怯えです。病気は自分の身体で起きていることです。自分の身体で起きていることを、長い間、医師も含めて人任せにしてきたので、徐々に怯えが募っていくのです。そして、自分の身体なのに自分でどうしていいかわからなくなってしまい、一向に治らない。そして、「治療にかけるお金さえあれば、もっと生きられたのに」、一方では「あんなに治療にお金をかけたのに、効果がない」という心境に至るのです。お金がなくても、お金があっても、病気をどうやって受け止めて生きていくのか？　それを考えて、自分を変える育自の実践に目を向けることが大切です。

❖どこまで治療して、どこでやめるのかという育自

「病気になったら、どこまで治療して、どこでやめるか、自分で覚悟を決めておく」。これが「お金さえあれば」という気持ちを断ち切る育自です。育自のなかでもっとも難しいと私は考えます。

年齢を重ねた人生経験豊富な人でも、自分の命の扱い方についての育自はなかなかできません。怖くて、恐ろしくて、不安に怯えるのが普通です。どこかに逃げ込みたくなります。そこが、お金であったりするのです。しかし、あくまでも心理的な問題です。

お金を遣うのであれば、まず病への怯えを少なくするために遣いましょう。今あるお金を遣い、暮らしの設計を見直し、自分の納得いく環境をつくり出すことで、病気に対する怯えを少なくしていくことが育自です。

治療をしている医師と相談することは最低限必要ですが、医師がいつまでも徹底的につき合ってくれるとは限りません。あくまでも自分の身体は最終的には自分で支えるものであり、どこまでお金をかけるかの意思決定も自分でするものです。

自分が介護を受ける立場にあったとしても、本来ならどこまでの介護が必要かを決定するのは自分自身であるべきなのです。

日本は、かつてないほどの高齢化が進み、経験したことがないため、多くの人が周りを見て自分がどうするのかを決めようとしています。施設のあり方も模索中であり、数や種類も現状に追いついていません。そうしたなかで自分の治療をここまでと決めて、もし最後まで自宅で過ごそうと思ったらかなり早い段階で、どの程度の治療費が必要かを医師と相談して知っておく必要があるでしょう。

しかしどこまで治療するかは、医師と相談しなくても決めることはできます。お金をかけて、治せるだけなんでもやる医師任せの治療をしないことです。

どこまでラクになればよしとするか、これはどんな病気でも心得として知っておくべきです。

たとえば眩暈がどこまで治ればいいとするかを医師に伝えるのです。最大に苦しいときが一〇だとしたら、それが五から四の段階なら我慢できるからよしとするという治療をしてもらう。それ以上はやらないという決断です。年齢とともに身体の調整が難しくなっても、どの時点まで回復すればいいと医師に頼める自分であることは、これからの生き方の一つとして大切だと思います。

❖治療へのスピードを求めると、実は改善が長引く

受診したら治療はいつまでかかるのか？　それは誰しも思うこと。疲れを訴える患者さんは、治療のスピードへの期待が大き過ぎるような気がしてなりません。薬を処方しても

らえばすぐ良くなる、ということは滅多にありません。むしろ、治療にスピードを求めることは、かえって改善が長引くことにもなるのです。そこで患者さんはこう言います。「早く良くなりたいから薬を飲んでいるのに、今よりだるくなるなんて、我慢できない」と。最近では、薬についての情報を書籍やネットで簡単に調べられます。疑問を感じて、服薬を止めたい、少なくしたいと申し出る患者さんも多くなりました。

薬は、医師の指示通りに飲んで、しっかり休まないといけません。薬によって倦怠感が増したように感じることもあります。薬がどうしても身体に合わない場合は別として、やはり医師が処方したとおりに治療を続けることが大切です。薬を自己判断で止めてしまうのはきわめて危険です。

少し身体が良くなってラクになってきたと思ったときこそ、何もせずに「休む」ことが重要なのですよ、と患者さんにはアドバイスします。すぐに以前の自分を取り戻そうと、勝手な判断で張り切ってしまうのは、正しい育自ではありません。思った以上に治療が長引き、休養が必要だと医師に指導されたら、まず、自分に合った休養の仕方を身につけて、自分を改善していく育自が求められているのです。

私は剣道をしますが、剣道家にはハードな稽古が大好きな方が多いのです。怪我をしてもちょっと良くなるとすぐ稽古に戻ってきてしまう。稽古をしていない自分を許せないのでしょう。若いときはよいのですが、年齢を重ねると、これが身体の故障を増悪させてしまいます。稽古を休むことも稽古のうちなのですが、怠けていると思われるのが辛いのでしょうね。それでは、育自が足りないのだと言えます。自分の練習方法が間違っていると気づくことも、スポーツ上達の近道だったりするのですから……。治療もこれと同じことなのです。

いっそ死んだほうがラクになる⁉

❖「いっそ」と「死にたい」という心理

いきなり深刻な話をするようですが、自分に疲れてしまって、「いっそ死んだほうがラクになる」という方がいます。

しかし、「いっそ」という気持ちと「死にたい」とはまったく別物なのです。「死にたい」と思いながら生きている人は、死にたい自分と生きている自分が同時に存在しています。死にたい気持ちをコントロールして生きていかなくてはならないのが、とても辛いのです。死にたい瞬間がどのようなときに起こるのかは本人にしかわからないので、治療する側もご本人もそのコントロールには自覚と努力を必要とします。専門家以外になかなか把握できるものではありません。立ち直るというよりは、常に薬剤やカウンセリングの力を借りて気持ちをコントロールしながら、事故につながらないように生きるほうへと導いていくしかありません。

こういった精神科的な治療を必要としている人と、心身ともに疲れて「いっそ死んだほうが」という言葉遣いをしている人は、あきらかに違うのです。

「いっそ死んだほうがラクになる」と思うのは、今の自分に疲れていると訴えているのであって、根底には「死にたくない」という気持ちがあるのです。ここが「死にたい」という人との違いです。今よりラクに生きていたい、そうできたらどんなにいいだろうと思っている、それが「いっそ」という言葉遣いに表現されているのです。

また、「いっそ死んでしまいたい」と言うときは多くの場合、もっとこうだったら生きていたいという気持ちが残っています。死ななくてもいい方法を考える力が残っているのです。言い換えれば、今の自分に何かを上乗せしていくこと、つまり育自ができれば、生きていけるのです。

育自の力をつけることは、死にたくない気持ちを育てます。

❖ 一番辛いときに育自を始める

とはいえ、「いっそ死んだほうがラクになる」——誰にだって一度ぐらいはそう思うほど辛かったときや、悲しかったことはあるでしょう。

人は「いっそ」と感じたときが一番辛いときかもしれません。その一番辛いときにこそ育自を始めるのです。そこが「育自のタイミング」です。

心療内科を受診する患者さんに「いっそ」という言葉遣いをされる方は少なくありません。そのときに医師やカウンセラーが何を言うかですが、どうなれば自分が今より少しでもラクになって気分が良くなるかを話してもらいます。先に述べたように、まだ考える力が残っているからです。

さて、カウンセリングでは、「いっそ」という患者さんに、最初は、何がいやなのかを丁寧に訊き出します。たとえば一緒に暮らしている人、今自分がいる環境、生活のなかで自分がやっていること……身体の不調ばかりがいやなことではないからです。何がいやなのかを話しているうちに、その患者さんは置かれている環境が変わらなくても、「今日から自分を変えることはできる」ことに気づくのです。

ところが、具体的に変える方法を見つけるという、次のステップが難題になります。たとえば煙草、パチンコ、飲酒、ドラッグといった方向に向かわないようにする。パソコンを使った作業などで引きこもってしまわないようにする——などと挙げていくと、「何もないじゃないですか、私が興味があること」と言われてしまうからです。

そこで、これまでまったく興味のなかったことについて話すことを始めます。たとえば、「園芸、料理、ショッピング、花を育ててみましょう」等々と。しかし園芸について興味を持つために、まずは「土に触れる機会をつくってみましょう」と言っても、まったく無反応といったことはよくあります。あくまで、仮定の話として園芸を勧めているのです。この患者さんが、ずっと持ち続けている不満から意識をそらしてもらうためにです。

人によっては、「何か運動はどうでしょう？　私のお勧めはラジオ体操です」と、アドバイスします。ラジオ体操などはバカバカしいと笑いだす方もいますが、ある患者さんは、一人でできる、時間や環境を選ばない、服装にこだわらなくてもいいということから気楽に始めたら、血流は良くなり、食欲が増し、外に出るキッカケになりました。そんな成功例もあります。

また、煙草をやめられない人ならば――煙草を吸う習慣で身につけている唯一いいものは何かについて話します。それは「深呼吸」です。煙草を吸うたびに息を深く吸って吐いている。煙草が吸いたくなったら、ボールペンを口にくわえてそれを煙草だと思って吸うのです。深呼吸は気分を落ち着かせるためにとてもいいことだからです。

ある煙草を吸っている人に、「深呼吸を身につけるのに役立つので、ボールペンを煙草の代わりに口にくわえてやってみてください、気持ちが落ち着きますから」と話したことがあります。そのときは「嘘だ！」と笑われたのですが、その後「興味を持って試しているうちに、煙草を吸わなくてよくなった」と報告してくれました。

さらに、その人が何を始めたと思いますか？　バイトで稼いだ最初のお金でスポーツ用品店に行き、マラソングッズを買ったのです。新しい商品は常に人をウキウキさせます。お店の人との会話もはずみます。これまで外に出ることがいやでたまらなかった人が、〝ボールペン深呼吸〟で煙草をやめ、外でウォーキングを始めることができたのです。

ここで大切なことは、励ましてくれる人がいたことです。このケースではスポーツ用品店の人でしたが、一人でもいいから自分の話に興味を持って耳を傾けてくれる人がいることが育自には欠かせない重要なことです。

　こうした新しく始められることに目を向けるように導いてくれる人が、意外と身近にいるものです。どうしてもいなければ、カウンセリングをしてもらってもいいでしょう。「いっそ」と思うなら、いっそ生きてみることです。一番辛いときにこそ、自分の人生に何かを上乗せして、生まれ変わることが誰でもできるのですから。

私と妹の育自

育自という考え方を私にもたらしたもの、それは前述したように、幼少のころから長年患ってきた妹の存在でした。自宅での看護、ヘルパーさんなど介護の方々と接することで社会との接点を持ちえた妹の変化、ガンによる病院での死を通じて、妹と私の育自がどんなものだったのか、読者の方々の参考のために、ここで記しておこうと思います。

地域でのサービスをどう彼女のために生かすかという「私の育自」と、それを頼りに残りの人生をどう生きるかという「妹の育自」は、同時に始まりました。

実は、療養中の妹にも、やっと心を癒してくれるような異性の友人が現れたことがありました。が、姉としては熟慮したうえで、妹には相応しくない相手であると判断し、心を鬼にして、妹に交際を断念するよう説得したことがあります。しかし、そのことが、私への恨みとなり妹は私のどんな家事の支援についても「ありがとう」を言わなくなりました。彼女の世話をすることにどれだけお金がかかるかという経済面での教育を、私は親が健在な時代から受けずにいたので、まずそのことから教えなくてはならないと思ったのですが、妹は耳を傾けてはくれませんでした。当時は二人とも「育児」に目覚めていなかったのです。

私も自分一人で、妹を抱えながら大学に行くことも、働くことも難しくなってきていました。当時は、地域のサービスをどう利用すればいいのかも知りませんでした。歩くことがままならぬようになっていた妹は、自宅の郵便受けまで歩いて、郵便物を家まで運ぶことを唯一の運動としていました。ところがある日、自宅の庭で、膝を折って仰向けに転倒したまま動けなくなりました。家には誰もいないので、ひっくり返った亀のような格好になったまま、両手をばたつかせて道に向かって「誰か助けてください」と叫んでいましたが、通りかかる人もなく日が暮れ始めました。そのままなら凍え死ぬぐらいの時間が経ったころ、どなたかが声を聞いて救急車を呼んでくださいました。

これがすべての始まりでした。私は地域の保健センターに呼ばれ、あのまま放置していたら、結果的には虐待しているという結論になったかもしれないと注意されたのです。妹の身体をもう一度検査し、医師の証明をもらい、介護に来てもらえるサービスを揃え、行政への諸々の手続きを行いながら感じたことは、「こういうことをするのにも時間と人が必要ではないか」といった現実的な思いでした。家の誰かが仕事を休んでやってあげるとすれば大変な負担です。働いていない妻がいる夫はよいでしょう。それでも家事を行う妻の負担は、さらに大きくなります。しかし、妻や家族や姉妹がいない場合、こうした仕事を誰が助けるのでしょうか。しみじみ独居の方はどうなるのかと思いました。

自宅に妹の身体的な能力を測る担当の方が来ます。こうした一連の手続きの間中、妹は、他人が介入してきて、あれこれ質問されるのを嫌がりました。育自がこれまでゼロだった人間が、他人に対してどのくらい消極的であるかは、今の私ならよく知っていますが、そのときは私にも育自が足りませんでした。ヘルスケアカウンセラーとして学習していた私はどこへいってしまったかと思うほど、妹が傲慢に見えて腹が立ったのです。

たとえば、「洗濯はご自身でおできになりますか？」という質問にすぐさま妹が「はい」と答える。すると私は、「いつだって洗濯物は溜まっているじゃない！」と口を挟んでしまうのです。担当の方に「お姉さまは、しばらく席をはずされて。あとで別の部屋で質問させていただきます」とまで言われてしまいました。私自身、育自ができていなかったことを露呈させた瞬間でした。担当者は妹に訊いているのであって、私が答えることではないのです。しかし親族は私情が先走って、理性がひっこんでしまうのです。

妹は自分の個室に、見たことも話したこともない訪問看護師や介護師、ヘルパーの方々そしてリハビリに連れていってくれる担当者や、お風呂に入れてくれる人たちが来ることに、閉口していました。買いものを頼む人にも何が欲しいかをきちんと伝えなければなりません。「なんか適当に美味しいものを買ってきて……」とは言えないのです。最初は抵抗があったようですが、時間が経つにつれて、彼女は私に頼むより気楽であることを学んだようです。一歩、育自の成功です。

介護の担当の方々は必要な注意はしますが、余計な文句は言いません。マックのダブルバーガーを一個だけ買ってきてと言っても、仕事ですからやってくれます。一方、私は妹に対して、栄養バランスのことなど、間違っていると思ったら叱ってきました。しかし、これをほかの人から丁寧に言われると、もしかしたらハンバーガーばっかり食べているのはよくないのかなと、妹自身が気づき始めるのですから不思議です。

私の育自はというと、妹と直接、接することがなくなってから、まず不安がなくなりました。腹を立てなくなりました。不謹慎ですが、少しの時間でも顔を合わせないということが、こんなにラクなことだったかと思うこともありました。

介護の担当の方々からいただいた連絡ノートを読むと、彼女の様子は手に取るようにわかります。腹部を清拭したときにシコリが気になると書いてあった日に、これは大変なものを見落としていたと気がつきました。医師に相談して検査をした結果がガンです。子宮筋腫も大きくなっていました。しかし呼吸器系の筋肉が衰え過ぎているため手術をしても自己呼吸が戻らないと宣告されました。呼吸器を付けたままで寝ている状態になると、それでも自宅で介護しますかという次の課題が私にふりかかりました。日によって違う人が部屋にやって来ることにも慣れ、優しい人々と話をすることに楽しみを見出していた妹にガンの告知です。やっと慣れたら、家と別れを告げる日です。家にいては治療ができないのです。

自宅で看取ることになって、私がつきっきりで彼女の看護師をやったとしたら、ほとんど家を空けられなくなります。選択を迫られ、ケアマネージャーに相談して六十五歳以上でなくても入れる施設の空きを何日も待ちましたが、その間ずっと妹は入院するのはいやだと言い続けていました、やっと入院先を見つけてから一年経たずに逝ってしまいました。育自を学び始め、家のなかで多くの人と社会的な接点を持てたことのほうが、最後の妹にとって楽しい生活であったようです。病院では死ぬのを待つばかりだという気持ちに彼女はなっていたでしょうが、「入院か……、いやだな」と家を出るときに言い残し、最期の言葉は「お姉ちゃん、もういいから」でした。

私が大学院で学んできた保健学の知識は、もっとも役立てたかった妹のために、すぐに役立つわけではなかったのです。妹に必要なのは、妹の生活スタイル、生活環境に合わせたもっと実践的なノウハウでした。それは、どの患者さんにも言えることです。それは、介護の現場で実際に起こるさまざまな問題に対処しながら得られるもので、その体験を積み重ねて初めて役立つノウハウになるのです。そして、それは必ずしも教科書通りにいくとは限りません。

介護は一人一人のものです。さまざまなケースで蓄積されたノウハウをもとに運営されている、介護施設のシステムを利用するという選択を考慮してください。とはいえ、介護施設が日本全国どこの地域でも十分に整っているとは言えません。施設と介護に携わる人材をどう増やしていくのかは、これからの重要な社会的な課題です。現実問題として、家庭で介護する場合は、家族それぞれの二十四時間を介護にいかに賢く分割していくかが重要です。家庭だけですべてを請け負わず、介護にかかわる社会福祉資源——たとえば、ヘルパーさんに介助や家事のサポートに来てもらう、介護施設のデイサービスやショートステイを利用するなど——を経済的に可能な範囲で利用することです。介護される側を説得し、自分の時間をどうつくって介護の辛さから離れ、精神的なくつろぎを得ることができるかを考えること——これも大切な「育自」です。

第2章

病を患っている人へ

身体が不自由な人へ

❖ 外見だけで人を判断せず、まっすぐに人を見る

私は両親を二十代で亡くしてからは、外で活発に働くようになりました。一方、妹は前述したように、幼いころから筋肉が萎えていく筋委縮症に冒され、手足が思うように動かなくなって、三十代で歩行困難になりました。顔の左半分も年齢とともに歪んできて、私は妹と一緒に住みながら、ひたすら家のなかで妹を囲い込むようになりました。そうすることで彼女を守っていくと決意したのです。彼女にとっても自分にとっても、一番良い選択だと信じて疑いませんでした。今になって思うのですが、もしかしたら彼女は私のためを思って、用事がない限り家から出ないようにしていたのかもしれません。病気のために彼女の外見上からもハンディキャップが明らかなことを、妹は気にしていました。私の仕

事への影響もどこかで考え、家から出なかったのかもしれません。

妹と私は、光と影のコントラストのような明暗がありました。外で目立っていたのはいつも私で、妹は最後まで家に引きこもっていました。

妹のただ一つの特技は書道でした。母は妹がその道で自立できるようにと願い、中学生の私に習字を習わせることをやめさせました。そうすることで妹のプライドの一つを維持させてやりたかったのでしょう。そうした彼女を見ながら、不自由な妹が自立できる道はないかと、私は密かに自分が書いた字を、妹の名前で世に売り出すことができないかなどと、思いめぐらすことがありました。もちろん実現するはずもありませんが、そんな危いことまで考えたことがあったのです。こうした環境で生きてきたからでしょうか、私は、身体が不自由な方の自立がどれだけ大変かを、身近なところでよく知っているつもりでいました。

ところが、ある日の心療内科での出来事でその思いが瓦解したことがあります。

心療内科には身体が不自由な方も数多く受診されます。車椅子がなければ移動できなかったり、高齢のために付き添いの方なしでは来院できなかったり、麻痺のために上手に言葉が出てこない方もいらっしゃいます。私はほとんどのことに驚くことはありませんでした。

ある日のこと、手足の麻痺がひどく目立つ方が診察にきました。特に驚きはしなかったのですが、正直、お気の毒に……という気持ちが私の脳裏にあったのは確かです。その方は聡明な患者さんで、若いころから障害者差別に負けず、自立して仕事をしてきたと見受けられました。しかし、人の何倍も頑張り過ぎたために、中年を迎えるころ燃え尽きてしまったような状態になり、微熱が続き、倦怠感で身体が動かなくなってしまうほど疲弊して受診されたのです。

薬を飲みながら何度か治療を受けるうちに回復され、大好きなアーティストのライブに出かけられるほどになったころ、医師とも朗らかによく話をされるようになりました。

でも、話の内容をこちらが聞き取れないことがありました。特にアーティストの固有名詞が聞き取れず、担当の内科医が何度も彼女に近寄っていって耳の傍で「もう一回言って」とくり返すので、私はその光景に電子カルテ入力の手が止まってしまって、じっと眺めていたのです。どうしてそんなにしつこく訊くのだろうと単純に驚いていたのです。

患者さんの歯がゆい思いが滲み出ていることが、医師にも見て取れたのでしょう。事実、そのアーティストの名前がはっきりしたときの診察室の雰囲気は、とてもなごみました。ところが、患者さんが帰ってから医師がポツリと、「社会で障害者が自立して生きていくことは大変なことですね」と言ったのです。

そこで、私が「あの、私の妹も……」と話をつなげようとしたところ、思わぬ言葉が医師の口から出てきました。「人は身体が不自由ということだけで、能力が劣っているかのように見えることがあるでしょ？　言葉は大変悪いですけどね。本当はご本人にちゃんと才能があってもね、見かけだけで判断してしまう人がいる。そういう他人の態度をご本人は敏感に感じ取るものです。あなたはそれを感じ取れていなかったのか、今日はかなり驚かれていらっしゃったようですね」と。

これは私にとってキツい言葉でした。医師が私に言いたかったことは――「私が質問をくり返していたときに、あなたが茫然とした顔をして見ていたことを、患者さん本人は知っていましたよ。きっと、驚いているんだろうなぁと思って見ていた。しかし、自分をバカにしている様子ではないとわかっていましたよ。相手は驚いている人とバカにしている人の態度の違いをよくわかっています」と。

そこで、私は初めて理解したのです。担当医が何度も訊き直す態度にむしろ患者は好感を持っていたのです。患者が外来に来るにはわけがあって、診察を担当している医師やカウンセラーの人たちが、自分をバカにしていないという安心感があるから再診が続いたということを、医師はそれとなく私に伝え、励ましてくれたのだと気づいたのです。これは、私にとって大きな出来事でした。

私が心療内科に来てから、患者さんが次第に元気を取り戻していく過程で学んだことは、普通の人と同じように接すること、その人のなかにある能力を最大に引き出すことでした。能力を引き出された人は、元気を取り戻すことができるのです。それらすべてを目の当たりにした感じがしました。人の育自を助けるためには、まっすぐにその人を見ることが大切だと学習したのでした。

その晩、私は、自分の妹のことを思い出していました。彼女に育自の精神を見出してあげることを、はたして私はやっただろうか？　妹の身体が次第に衰えていく姿を見ながら、彼女に抱いていた愛情をなくしつつあったのではないか？　そんな気持ちでいっぱいになり、その日は眠れませんでした。労わる気持ちはあったかもしれませんが、当時は彼女の育自を考えるところまで到達していませんでした。育自は無理だろうと、はなから諦めていたかもしれません。幼いころから習字しかできなかった彼女のことを、私はバカにしていなかったかと自問自答すれば、ずっと彼女の介護をしていた自分すら認めることができなくなっていきました。

身体が不自由であることで、外見だけで人を判断せず、まっすぐに人を見る。常にそのことを忘れずに、差別意識を持たずに、どんな人でも何歳からでも、育自の力を引き出すことで幸福感を得ることができる――心療内科での診察の日々で、それがもっとも大切なことだと実感しています。

治そうと思っても、痛みで気持ちがついていかない

❖痛みには、身体と心で感じる二つがある

患者の方々の訴えでもっとも多いのが、痛みです。大きく分けると、身体で感じる知覚的な痛みと、心で感じる苦痛の二つがありますが、どちらの痛みも不安や恐怖、緊張を増幅させていくのが特徴です。しかも、治療のスピードよりも先に痛みが増幅していくのです。その背景には、痛みの悪循環が存在します。痛みや不安といった心の苦痛と、身体的な苦痛がくり返されていくうちに慢性化し、他の疾患を併発しやすい身体になり病が複雑化する。これが痛みの悪循環です。

慢性化の代表的なものに、最近注目されている「線維筋痛症」（心身症）があります。左右の決まった部位に十八の圧痛点があり、医師が二点ずつそこを軽く押すと飛び上がる

ように痛い（これを「ジャンピングペイン」とも呼びます）。それが左右対称に自覚されるのが特徴です。指が離れてもしばらく痛みが治まらず、場合によっては痛みが増してくることもあります。こうした痛みがあらゆる治療法を試しても完治しないうちに、生活のリズムに影響を与え始め、ついには仕事も家事も億劫になりできなくなる。これが「治そうと思っても、痛みのほうが先にきて気持ちがついていかない」痛みの悪循環の現象です。

心療内科の患者に「線維筋痛症」と「うつ病」がセットで診断される方が多いのは、痛みの悪循環による身体と心の苦痛がつくり出した症状だからです。

ガンの治療を受けた患者がその後に感じる痛みや、ガンそのものが引き起こす痛みは、育自ではコントロールできないこともある痛みですが、線維筋痛症のような痛みは実は育自でコントロールできる痛みなのです。そして、それは心身的なコントロール可能な痛みなので、治療や服薬だけでは限界があるのです。

❖痛みの悪循環から脱出する育自方法

育自で痛みをコントロールするためには、まず、たとえば末期ガンが引き起こすような絶望的な痛みではないということを自覚する必要があります。自覚したところから育自を始めることが肝心です。どうして治らないのだろうではなくて、どうして痛いのかを考える。痛みにはその人にしか評価できない強弱があるからです。

まず、この痛みさえなければ何がしたいかを考える。痛みが邪魔をして、それができずにいるから痛みが増悪していることもあります。まず自分にとってやりたいことをできないのが、どうして腹立たしいのか。そこから考え始めます。さらに、痛みとうまくつき合っていくにはどうしたらいいか、自分はどこまでなら痛みを我慢できるかを特定していくのです。

難しいことを言っているように思われるでしょうが、「痛みとのつき合い」の始め方は、自分が痛みを忘れているときに何をしているのかを意識して観察してみることです。「あ、今は痛くないな」と思ったときに何をしているかです。痛くないときはたいていの場合、痛みそのものを忘れています。何をしているときに痛みが軽減しているのかを知ることから、痛みとのつき合い方という育自が始まるのです。

もう一つの育自法は、これと逆の方法です。痛いときは何を考えているかを観察するのです。寝るときになると昔のことを思い出して痛くなる。今できてない仕事を考え始めると痛みが増す。やりたくないことをやらなくてはと思うと自分がいやになり痛みが強くなるというように……。そうすると不思議なことに、気分がすぐれないと思ったとき「あれ、何がいやで今の私は不愉快なのだろう」と自己分析ができるようになってきます。コレコレが気に入らないから不愉快なのだと自分を客観視できるようになってくれば、育自の進歩です。

そうすると徐々に、痛みと付き合える自分が形成されていきます。痛みを単に「いやなもの」であると思うのではなく、「自分の気分のバロメーター」として客観的に捉えるように変わってくるのです。

この説明をしたときに、ある患者さんから「パチンコをやっているとき」「お酒を飲んで騒いでいるとき」「暴食しているとき」には痛みを忘れているという答えがありました。でも、これは育自によって手に入れた痛みのコントロールではありません。これらは痛みを忘れているのではなく、痛みからの逃避なのです。こうした逃避と育自の違いはどこにあるのでしょう。

逃避はそれをやめた瞬間に元の痛みがぶり返してきます。育自によって手に入れた痛みのコントロールは、そのときの自分の体調によって調節ができるようになります。ここが大きな違いです。

本当はやりたくないのに、痛みを忘れたいからやっていること、それは逃避です。いつかは脱出できると強い信念を持ち続けていれば、痛みは自分でコントロールして軽減できるのだと気づくときが必ずやってきます。だから、安易にお酒やギャンブルに逃げないでください。

育自は自分の生き方に新しい生き方を上乗せして生まれ変わることですから――痛みの悪循環から本当に脱出するためには、自分の日常生活の痛みのどこまでを我慢できる、耐えることができる〝合格点〟とするかを見つけ出し、生活を立て直して、新しい自分になっていくことです。

くり返し言いますが、「逃避」はごまかしです。

ガンを宣告されたら

❖どこまで納得して自分らしく生きられるか

二〇一五年にガンで亡くなった方で、周囲を驚かせた方がいました。大相撲の北の湖親方、女優の川島なお美さんです。それぞれ亡くなる数日前まで通常の仕事をされていたとか、舞台に立たれていたと報道されていました。

私はお二人とも、育自の力が強い方なのだと思います。自分の生き方と死に方のシナリオをしっかり描いて、最期の演出までそのとおりにされたのでしょう。自分の死の演出まで、なかなか普通ではできないことです。

とはいえ、北の湖親方や川島なお美さんのような潔い生き方は、まだまだ稀だと思います。まだ多くの人は進行ガンに侵されれば、苦しんで死んでいくことだけを恐れています。

「ガンは、なってから考える」――これは病を恐れる人間の素直な言葉です。いやなことはそこに至るまで考えずに暮らしていたい、そんな気持ちは誰しも持っているものです。何が原因でガンになるか、あらゆる研究が進んでいますが、ガンに関してはまだまだわからないことも多く、予防についても何が正解であるか断言できません。

結局、ガンを宣告されたら、「どこまで納得して、自分を生きるか」です。

❖ガンを宣告される前に育自を身につけておく

何歳になっても、踏ん切りをつける勇気は個人のものであり、育自によって養われるものであり、誰かに言われたから育つとは限りません。

たとえば、ある人気タレントの方が、ガンであることを公表されたとします。彼（彼女）は、検診を受けた結果、ガンであると告知され、手術後も治療を続けている経験を語ります。知名度の高いタレントさんの勇気ある公表は、社会に少なからずとも大きな影響を与えます。それが、ガン検診の受診率アップにつながるのは確かなようです。しかし、ガン検診の受診率がずっと上がったままかといえばそうではなく、しばらくすると下がってしまうのです。

これは、検診に対する考え方に、まだ育自が追いついていない証拠だと感じました。検診は誰かに言われて行くものではなくて、自分が決心するところから始めるものです。一時のブームのように検診に行くのでは、まだ検診の育自ができていないことになります。

日本では、個人の考えよりも、社会全体の考えに倣う傾向があります。

あるハリウッドの人気女優が、ＤＮＡ検査でふん切りをつけ、ガンになる前から身体の一部を切り取ってしまったというニュースを覚えていますか。日本でも話題にはなりましたが、まだ、この国でこの決断が一般的に受け入れられはしないだろうと感じました。「ガンは、なってからでも遅くないはず」が、現在の日本社会の風潮です。もちろんＤＮＡ検査はお金もかかりますが、勇気もいります。積極的に自分の身体に投資をしてガンを予防するという例としては、このハリウッド女優の取った行動が、将来的に社会に定着していくことを私は望んでいます。

私は「ガンになる前から、考えて行動する」ことが育自だと思います。

ガンの種類、進行具合によって異なりますが、ガンになっても最後まで日常生活ができるようにするのか、とことん治療・手術をするのか、自然に身を任せて終わるのか。どの治療を選び、どこで納得するのかを、自分で決めておくことが育自です。そうすれば、もし治療の限界がきても不平が出ない、気持ちもずっとラクなはずです。

どこまでお金をかけるかを決めておくことも大切です。そこを考える能力を失ったら、育自の方法はありません。

ガンを宣告されたあとでなければ、育自の時間はたっぷりあります。

私の場合もし八十五歳まで生きられると仮定したら、まだ二十年以上、育自の時間が残されているということになります。

できるだけ、早い時期に育自を始める——それが、潔い人生最後の演出につながるのではないかと思っています。

医者の言うとおりに薬を飲んでいたら具合が悪くなった人へ

❖大切なのは医師と患者のコミュニケーション

最近、とみに感じていることは、医療コミュニケーションの悪化です。日本は文化が成熟している国と、諸外国から見られているにもかかわらず、人と人とのコミュニケーションが悪化しているとは、いったいどういうことなのでしょうか。

症例を挙げて説明をしたいのですが、きりがないほど、医師と患者間のコミュニケーションの不足で起こる問題は増えています。

一つには高齢化により患者数が増え、医療関係者が多忙を極め、個々の患者とコミュニケーションを交わす時間が足りないことがあるでしょう。もう一つは、病名が細分化されて治療が複雑になってきていることです。治療する医師側が専門的な説明を省略する傾向にあるのです。

多忙な医師が個人に合わせて時間を取っていれば、当然、診察時間が長くなります。だからといって省けば、患者側の不安感が募り、治療先を変えるようなことが生じます。場合によっては、主治医ではない医師が診察するような状態が起きることもあり、患者側は十分な説明を受けられなくなってしまいます。この悪循環をくい止めるには、医師と患者のコミュニケーションを、もう一度、見直すしかないのです。コミュニケーションの問題はコミュニケーションで改善するしかなく、機械を間においても解決しないことをこの二十年間、現場で学んできました。

医師と患者間のコミュニケーションは常に一対一であり、患者も医師とコミュニケーションを取る努力をしなければならないのです。「説明不足で不安になって、ほかの医師のところに助けを求めた」「別の医師に相談したが断られたので戻ってきた」――そういう患者さんをつくり出さないコミュニケーションの改善が必要です。何人医師を変えても、相手とコミュニケーションが取れなければ問題は解決しません。コミュニケーションを改善する努力をしないで、医療本から得る知識、あるいは誰かの治療の成功例などに頼っても、根本的な問題解決にはなりません。

医療の社会全体が良くなっていくのを悠長に待っていても、そこまで時間はありませんから、医師とのコミュニケーションをよくするために患者側が育自を考えることが大切だと思います。薬は当初、正確に決められた量を飲んでみる。三日間から一週間という期間が当面の観察目標です。

医師に会ったら必ず自己観察を報告することです。「薬が効いているのか、わかりません」ではまた同じ薬を処方されるだけです。「一番苦しかったときを一〇とすると今はどのくらいですか？」という質問をする医師に対して、「そんなことわかりません。ぜんぶ良くなるようにしてくれるのが医者でしょ？」という答えた方がいましたが、その方のコミュニケーション育自は失格です。

答えにくい質問でも、それが今かかっている医師のやり方ならそれに応えられるようにしなければなりません。

あなたが「今週の木曜日まで、○○という薬が効いて、痛みが一〇〇から五〇まで軽減しましたが、金曜日ごろから眩暈と動機が激しくなって、胃腸の調子も悪く胸焼けがしました」といった具体的な説明をしていながら、それには医師が答えず「それでは来週また来てください、薬は同じものを」と言ったら、医師に文句を言いましょう。「なぜ自分の質問に対して説明を省くのか」と。

なぜ、かかりつけの医師とのコミュニケーションが不十分なのでしょう。それは患者側が医師に対してコミュニケーションを省き過ぎるからです。それによって、「医師の説明不足で同じ処方を続けているうちに、自分の体調がおかしくなってきている」と言えない状況をあなたがつくり出しているのです。

改善すべきことは、もっと根本的なことです。今かかっている医師がどこまで治療してくれているのかが大事で、それを知らなければ、どんな情報を手に入れていても、自分の病気を治していることにはなりません。自分の身体がおかしくなったら今の治療法を疑ってみることです。

先日、診察した方も「医者から言われるとおりに薬を飲んでいたら具合が悪くなってきて」と具体的に話してもらえるまでに、かなり時間がかかりました。初診の診断は薬剤性パーキンソン症候群（医療品の副作用としてパーキンソン症状が現われる）の疑いでした。経過を十分に観察せずに同じ薬を半年以上飲んでいたという背景がありました。即座に二種類の薬が中止されましたが、どうしてかかりつけの専門医がそれをしなかったのか。さらに問題は、治療につながると思えない薬を大量にしかも長期間飲んでいることを、どうして患者側は疑問に思わなかったのかです。

医師は患者側から薬に関して疑問を持たれることを嫌います。それは自分の処方の間違いを指摘されていると思うからです。しかし、薬の効果には個人差がありますから、常に患者側が自分を観察して医師に報告する必要があり、医師は常に患者側と薬の効き目を確認して調整する必要があるのです。

太り過ぎ、痩せ過ぎの病を患っている人へ

❖自分の肥満や羸痩の原因を考えてみる

現代社会は、太り過ぎ、あるいは痩せ過ぎの傾向が増大しつつあります。肥満（太り過ぎ）も羸痩《るいそう》（痩せ過ぎ）も病気ではないと思われていますが、いずれも脂肪組織の症候であり、放置しておけば命にかかわる重大な病気を併発する危険をはらんでいます。

テレビでもダイエットのＣＭが頻繁に放映されています。贅肉をまとった身体を、思いっきりシャープな身体に短期間で変身させる映像は驚異的な迫力です。しかし、それは他人（トレーナー）の力を借りて変身したものであって、決して自己管理の結果ではありません。自分の肥満がどうして起こっているのかについて、他人の管理に任せているだけだと、また太ってしまうことになります。問題は、その後継続できるかどうかなのです。

すなわち、それが育自です。といっても毎日、体重計に乗って測るだけでは育自になりません。

現代の先進国における肥満および羸痩の主な原因に、「極端に制限された食事の時間」「義務的な運動」「職場や生活環境にあるストレス」があります。

昔のような、朝から一家揃っての食事は消滅の一途。日曜日すら家族バラバラで食事をする家庭が増えました。定年退職した夫のために三食作ることにストレスを感じる妻も増え、家庭内でも孤食というライフスタイルが定着しつつあります。

誰しも適切な体重でいたいと思うものです。自分はどうして食べられないのか、あるいはどうして食べ過ぎるのか。その理由を知って、太り過ぎの場合は食べ方をセーブし、痩せ過ぎはもっと食べるようにする――それで体重をコントロールできるうちは病ではありません。

食欲不振や、反対にむちゃ食いのような食べ方が、慢性的に継続するようならば問題です。自分の頭のなかで体重の増減の背景が整理できなくなったときが危険信号なのです。心療内科の治療を受けられる方のなかには、一カ月七キロ、体重が減少してもその理由がわからない人もいます。「仕事が忙しくて」と言われるのですが、本来ならどこかのタイミングで食欲が出るはずです。こうした体重に関する無関心さから、うつ病を疑うこともあります。もしかしたら、現在服用している薬が身体に合っていないケースも考えなければなりません。

食べられない、食べても吐く拒食症、あるいはむちゃ食いをして肥満になっていく、といった症状をいずれも摂食障害と呼んでいますが、それだけを積極的に治療する専門医は少ないのが現状です。摂食障害は医療の世界で、孤児のような存在といってもいいでしょう。意見を言う人はいても、責任を持って引き受ける医師が少ないのです。ですから、自分でコントロールできる範囲で痩せたり太ったりしているうちに、自分の年齢に合わせた体型をつくり出していく育自が必要です。

摂食障害の原因には意外なものが多いのです。両親の離婚、自分の仕事のストレス、引っ越しなど環境の激変、家庭の破壊などライフイベントにおける孤独感などです。もともと何かの病気が原因になることもありますが、そういったケースは意外に少ないのです。

仕事熱心な人や、家事に完璧を求める主婦、さらに仕事や子育て、主婦を全部こなしているような女性は要注意です。体重の変化に社会心理的なものが関係していると思わない人が多いからです。こうした方は、食べる量や食事の種類だけに目が向いていて、ほかには体重の増減に関係するものは何も思い当たらないと言います。

最近は、老若男女を問わず、「どうして太るのか」という相談を受けることが多くなりました。前章で書きましたが、こうした方々には身辺で起こった生活の変化、すなわちライフイベントに関する質問をするのですが、たいていは不思議な顔をして、首を傾げます。何を食べて体重をコントロールすればいいのかを訊いているのに、ライフイベントを整理しろとは、意味が理解できないと言うのです。実のところ、その点が、育自に至っていない重要なポイントなのです。

男性の場合はビール腹と呼ばれる体型を放っておくと五年から七年で糖尿病、その後、三年以内に狭心症や心筋梗塞を起こす可能性が高まるのですが、それを伝えるだけでは、育自の方法を教えたことにはなりません。辛抱強くその方のライフスタイルや環境の変化などをお訊きします。太ったままの体型になった男性が、それでも毎晩ビールをがぶ飲みしているといった場合、その背景にある原因をお訊きします。ストレスから飲んでいるのかそうではないのかといった話をしてもらうのです。

こうしたことは、見た目が太っているから、痩せているからといって不健康だとは限らないから質問をしているわけで、不必要な心配をなるべく避け、食欲があることを大切にしながら、ダイエットに成功してもらうように心がけてもらいます。

もし隠れて暴飲暴食をしていたり、排出行為に走ったりしているようだったら、過食症、または拒食症だと疑ってください。

今自分がなぜ太っているのか痩せているのかは、心身ともに自己管理ができているかにかかっています。

自分で病名を決めてしまう患者さんへ

❖コミュニケーションのギャップがもたらす誤解

近年、自分で病名を決めてから病院に来る患者さんが多い傾向にあります。インターネットや、巷にあふれる健康雑誌や医療関係の本によって、昔に比べ、たくさんの情報にアクセスできるようになったからでしょう。

私が働いている心療内科では、「慢性疲労症候群ではないでしょうか」と訴える方が増えました。ある患者さんは、「十分休息を取っているのに、倦怠感が抜けず、食欲もない。ネットで調べたら、『慢性疲労症候群』という病気を知ったが、症状が当てはまる」と言って受診されました。

実は、その患者さんは、「慢性疲労症候群」のことを、単なる「慢性疲労」と混同されれていました。読んで字の如く慢性疲労とは、と「蓄積された疲れがずっと取れない」ことですが、症候群がつくとつかないでは大違いなのです。休息のシグナルが出ていても、休みを取りにくい現代社会ですが、それでも単なる慢性疲労でしたら、十分な休息や栄養補給で改善されます。一方、慢性疲労症候群は、休息するだけでは改善されず、専門医による適切な治療が必要です。しかも、特定の診断基準を満たした場合に、初めて「慢性疲労症候群」と診断されます。この言葉のややこしさが伴って、医師がかなり丁寧に説明しても、その患者さんは納得しませんでした。

どう正確にわかりやすく説明するか。医師と患者間のコミュニケーションのギャップを埋めていかなければなりません。そこで、私のような立場の人間が、患者さんの理解を深め、辛い症状を改善できるようお手伝いができればと思う次第です。

さて、その患者さんに対する医師の診断は、慢性疲労症候群ではなく、「うつ病」を疑うものでした。

うつ病と慢性疲労症候群も、患者さんたちに混同されやすいのです。しかし、慢性疲労症候群は、血液検査を含む全身の検査を受けても、ほかの病気が見つからず、精神疾患も当たらない場合に初めて疑われる病気で、精神病性のうつ病とは異なるのです。もっとも、慢性疲労症候群が長引くと、気分もすぐれず、日常的にうつ状態（精神病性のうつ病ではない）になって、素人判断では、どちらも同じになってしまいます。しかし、慢性疲労症候群では、適切な治療によって改善されていけば、気分の落ち込みは解消されるのです。

その患者さんは、医師に告げられた診断結果に、納得がいかず、暫くうなだれていました。そのため、カウンセリングを受けてもらうことになったのですが、まず自分で決めた病名が正しいという気持ちに執着することから離れてもらうようにしました。大切なのは「自分にとって健康とは何か？」と考えることです。いつまでも続く疲労感に不安を抱くことで、もっと悪くなったらどうしようという恐怖に苛まれていては、先に進めなくなります。それよりも、「何が変わったらその恐怖から脱出できるか」をカウンセラーの私と一緒に考えてみることにしました。このカウンセリングでは、病名を探す目的ではなく、今の自分を否定することなく、自分の健康とは何かを、少しずつ見つめ直すことに専念してもらうことにしました。これがまさに育自です。

諦めずに心療内科に通われて、カウンセリングを続けていく過程で、患者さんの血流が徐々に改善してきているのがわかりました。血流の改善は、うつ病患者さんの疲労を和らげてくれたようです。まだ全快ではありませんが、育自の効果があった顕著な例かと思います。

ほかにも、すでにうつ病・神経症・更年期障害・自律神経失調症などの治療で改善しないから、「慢性疲労症候群ではないか」と思って受診される患者さんが少なくありません。やはり、診断の結果、慢性疲労症候群ではないと医師から告げられると、いずれも納得いかない顔をされます。釈然としないまま、「これ以上、良くならないのでは?」という不安だけを与えてしまうと、患者さんに不満が募ります。こうした状況でも、カウンセリングによって、医師と患者間のコミュニケーションギャップを埋められるよう、そして患者さんたちに育自の力をつけてもらえるよう、私たちが努力していかねばなりません。

第3章

医師と上手につき合う方法

どうして同じ先生に診てもらいたいのか？

❖ほかの先生を信用できない心理

「先生じゃなければダメなのです！」という患者さんは心療内科に何人もいます。

私の勧める心療内科は大学付属病院ですので、初診時に他のクリニックからの紹介状が必要です。遠くは北海道や九州、なかには自家用ジェット機で離島から紹介状を携えてくる患者さんもいます。私の指導教官でもある心療内科医が、「旅費もかかるし、私でなくても十分処方できる薬ですよ」と地元での治療を勧めるのですが、多くの場合、「先生のお顔を見ると安心するので」という答えが返ってきます。「地元で散々治療を試みたけれどどちっとも良くならなかった。ここへ来て先生にお会いして初めて良くなってきたという実感が掴めたから……」と言うのです。

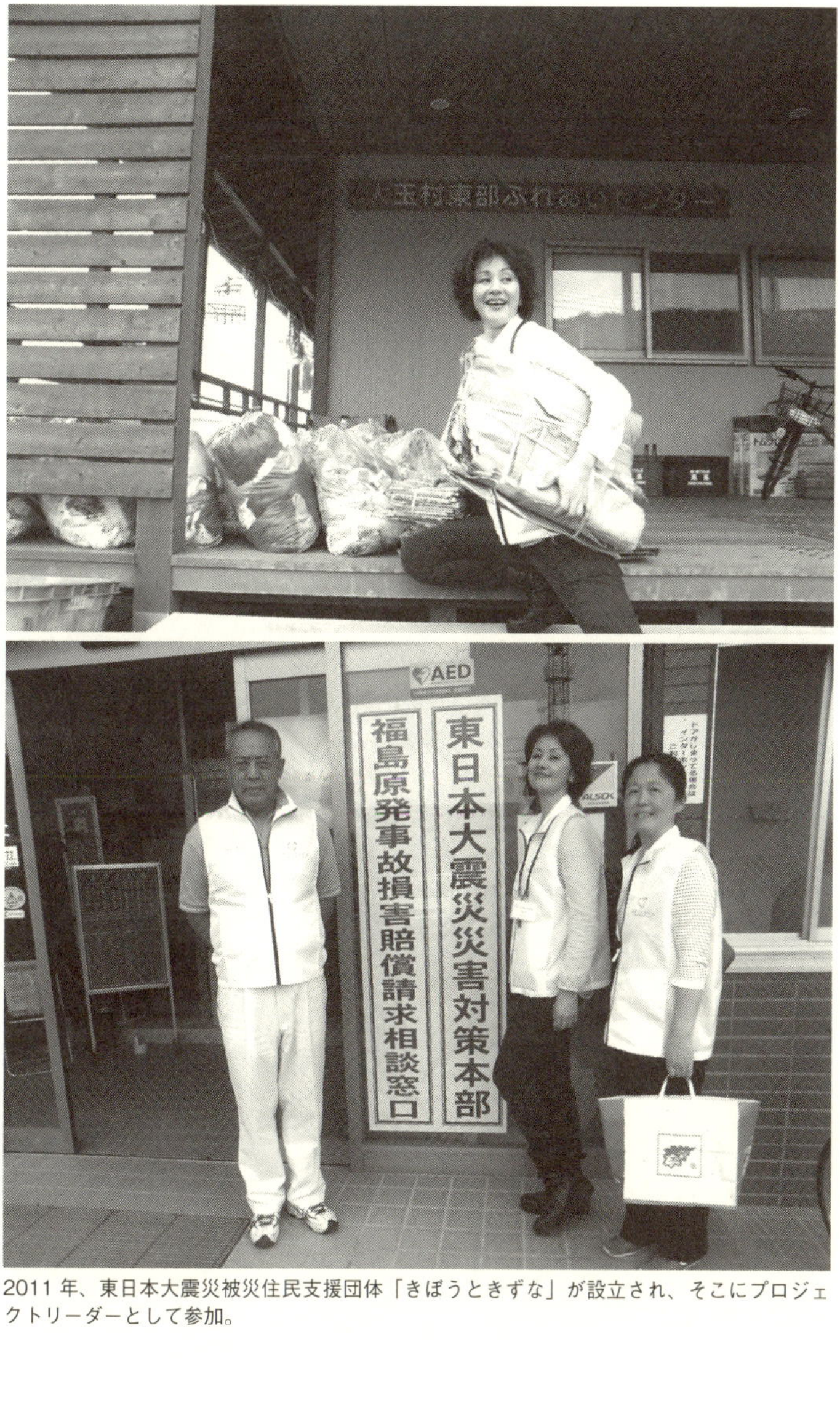

2011 年、東日本大震災被災住民支援団体「きぼうときずな」が設立され、そこにプロジェクトリーダーとして参加。

私はこれを不思議な発言だと思って聞いていました。薬は同じ、症状は安定していて、生死にかかわる病ではない。自分でコントロールする方法も知っている。つまり「育自の力」がついている。それなのになぜ遠方からわざわざ東京まで来るのだろうかと。

ところがこうした方々の心境が腑に落ちた経験が、私にもありました。ある日、私の眼に腫脹《しゅちょう》（ものもらい）ができて手術することになりました。眼科専門医から「悪性ではありません、手術は十分とかかりません。後遺症も残らないでしょう」と説明されたのですが、不安で仕方ありませんでした。

私の顔は講演会のポスターなどで大きく引き伸ばされて使われることがあるので、今と違う顔になってしまうと仕事に差しつかえがあると思い、そのことを相談したのですが、「最善は尽くしますが、美容整形の分野ではありませんので」とその眼科医は答えました。

確かに「最善を尽くしましょう」が眼科医の答えとしては適切でしょう。手術の結果、腫脹は綺麗になくなりました。ですが、私の右目の二重はクッキリではなくなってしまったのです。他人には違いがわからなくても、私自身の気持ちは穏やかではありません。こんな些細なことで、初めて美容整形の門を叩きました。

私の左目は、もともと四重ぐらいの線が入っていましたので、美容整形の医師に「ついでに左目も一緒に二重に治してしてくれないか」とお願いすると、その美容整形の先生は「左目は四重のままでよろしいじゃないですか。その右目だけ治しましょう」と元のような二重に戻してくれました。

その後、予後のために眼科を再診すると担当の医師は退職していました。後任の若い先生から、診察結果は「まったく問題ありませんね」と言われたのですが、この瞬間に感じたのです。「同じ先生に会って話がしたい」と願う患者さんの気持ちはこういうものかと……。つまり手術を担当した先生に会って、手術は成功しても目の形が変わってしまって落ち着かなかったことを話して、その気持ちをわかってもらいたかったのです。

医学的になんでもないと言われても、人の心は単純ではないことが自分の経験からよくわかりました。かといって、後任の若い先生に一から説明したくもないものです。

私が勧める心療内科に、日本全国、はては離島からでも患者さんが来るのは、こんな心境からなのかと納得しました。

すでに病は自分でコントロールする方法を知っている。それでも同じ先生に会って「いかがでしたかこの二カ月の間、お変わりありませんでした？」と訊いてもらいたい。ほかの医師ではなくて、この先生にそう言ってもらいたい。これが「顔を見るとそれだけで安心する」という心理なのかと納得できた瞬間でした。

私のように目に腫脹ができた程度でさえ、心が揺れ動くのですから、心の不安から体調を崩している方々は、なおさらだと思った次第です。

こうした心理はどんな些細なことでも起きるものです。「あの先生が治してくれたという気持ちが高まり、あの先生でなければダメだ」と他の医師の元へはなかなか足が向かないのです。要は、信用できる医師でなければ納得できないのです。

❖以前、診てくれた先生に会うことも「育自」の一歩

ある日、私が勤める心療内科の医師が定年退職を迎えることになりました。大学病院ですので退官ということになります。退官された医師の次の勤務先に行きたい患者さんがたくさんいましたが、次の勤務先の条件もあり、誰でもお引き受けすることができない場合もあります。従って心療内科では、もちろん次の先生が引き継ぐことになるのですが、患者さんのなかには、他のクリニックに紹介状を書いて、そこで継続して治療を受けていただくようになる患者さん、この期を境に長い間通ってきた治療を卒業する方もいらっしゃ

います。

また患者さんのなかには、新しい先生に、これまでの自分の過去からの人生体験を、一から説明することから始めなければならない方もいます。しかし医師ならどんな人でも、前の先生と同じ気持ちで理解してくれるものと期待して診察を受けると、思わぬ言葉で傷つけられたり、なんとなくそっけない態度に思えたり。短時間で診察が終わってしまうようなことがあると、昔の先生に診ていただきたくて仕方のない気持ちにかられるのです。

そういうときは、一度、以前の先生に会ってみるといいでしょう。そこで、どうしたらいいかを思う存分話すと気持ちが落ち着くものです。あるいは前に受けていたカウンセラーに、自分の診察状況を相談してみてください。

そのカウンセラーから「ほかの先生でも受診して大丈夫！　自分でもう管理できるでしょう？　よほど困ったら、またいらっしゃい」と言われるだけでも、安心できるものなのです。

医師とのコミュニケーション能力を上げる育自

❖医師の説明を聞く習慣を身につける

医師とのコミュニケーション能力を上げておくのも、育自の大切な部分です。

採血検査などの結果報告を医師から聞きながら「何も異常ありませんでしたね」と言われると、必ずといっていいほど患者さんは、「ありがとうございます」と言うのです。これだけでは、医師とのコミュニケーションをとっていることにはなりません。

医師が、検査結果について、積極的に説明する場合はいいのですが、異常がないときには説明を省く場合もあります。でも、患者さんのほうから「もっと詳しく知りたいので標準値とそのデータの数字が表している意味を説明してくれませんか」と要求してもかまわないのです。本来ならそこからが育自の時間であるはずです。「ありがとうございます」

で終わらず、その先の会話が重要なのです。

「あんまり訊くと先生がいやな顔をされるんです」「いろいろ質問すると、先生から『いやなら他のクリニックに行かれたらどうでしょう』って言われました」と訴える患者さんもいます。ドクターに嫌われたくないという上下関係のような雰囲気を感じることもあります。

データを見ながら、これは何を表す数字で、たとえば、「貧血や鉄分不足という場合はここのデータの数字がこうなっている」「身体に炎症が起こっているときはこの数字が上がっている」などといったことを、患者さんと一緒にマーカーで印をつけながら説明するのが本来の診察の姿なのですが、そこまで丁寧にやる医師は少ないと聞いています。

こと、心療内科のように治療期間が長くなると、毎回、丁寧に説明をしてくれないと訴える方もいます。

どんなに治療が長引いても、人間の身体は常に変化をしているものです。

「ありがとうございました」「お大事に」という会話だけではもったいない。せっかく医師と会っているのに、医師と上手にコミュニケーションを取れていないせいで、医師の持っている知識を上手に利用できていないということになります。薬を処方してもらったあとは、家に帰って自分で治しなさいと言われているようなものです。

初診時の帰りには必ず、「今度いつ来ればいいですか」「薬が合わなかったらお電話をしてもよろしいでしょうか？」と訊くことから、育自を始めましょう。挨拶は、「失礼します」でも、「ありがとうございました」でもどちらでもいいのです。

特に、大事なポイントは、「次はいつ来ればいいでしょうか？」と初診のときに必ず確認することです。

ほかにも現在気になっていることは、初診時に訊きましょう。たとえば、アレルギーがあるのか、自分が知らない特異体質があるのか、それが気になったら今後どうやって調べればいいのか、ここのクリニックではどこまで検査が可能なのかなどを質問して、そこで医師が面倒くさそうな態度を取ったり、そんなことはあなたが知らなくてもいいことです、といった発言をしたら、それはもう〝ドクハラ〟です。

❖ドクハラとは、医師と気が合わないことではない

二〇一五年十月七日、毎日新聞夕刊で、「ノーモア・ドクハラ」という特集が組まれ、

インタビューを受けました。そのとき、取材担当の記者自身が以前大病を患ったときに、担当医師から余命を言い渡され、かなりの心理的な打撃を受けた経験があると語っていました。その後、記者の方はその余命を乗り超えながら生きているのだそうです。

記者は「こうした自分の体験も含め、医師の言葉から受ける患者としての心の打撃をどう受け止めたらいいのか」という質問をされました。誤解を招きたくないのですが、私のいる心療内科のドクターがすべての患者さんから評判がいいかといえば、そうではありません。人間ですから、気が合わないという「相性の問題」は常に存在します。しかし、なんとなくこの先生とは気が合わないということと、「ドクハラ」は違います。

私の働いている心療内科を受診する患者さんで、「ドクハラ」を受けたという例でもっとも多いのが、「どこどこ病院の○○医師から、もう治らないから、病院に来なくていいと言われた」といった内容です。

これはドクハラでしょうか？

「治りません。余命は……」という言葉はその担当医師の判断であり、他の医師の判断ではありません。「ドクハラ」は、医師から受けたハラスメント、つまりいやがらせということですから、治療の根本から外れた行為として把握されなければなりません。

言葉遣いだけを問題にして、「ドクハラ」を考えるのは危険です。ある医師の言葉が気に入らなかったからといって、次の医師の言葉が気に入るとは限りません。「ドクハラ」の問題は、パワハラやセクハラでも同じことがいわれているように、言葉を発した医師の態度の問題でしょう。その医師の言葉と態度が無性に気に障ったとしても、起こってしまったあとで修正を求めることは難しいのです。こちらが弱い立場に置かれているなら、なおさらのことだと思います。弱い立場だからこそ、感情が逆なでされるということもあります。気に障ったときは、医師に、「今のは、どういう意味でしょうか」と自分の意見をはっきり言って、その場で両者の誤解をといておくことです。ただ、くれぐれもそのときのコミュニケーションは冷静に。

ちなみに、私の働いている診療内科の先生は必ずこう答えます。

「私だから必ず治るとは言えません。これから一生懸命、治療をしてみるだけです」と。そのとおりなのです。

❖患者と医師の信頼関係とは

自分は、どういう医師とならやっていけそうだということを知っておくべきでしょう。それには、育自の精神をしっかり持って、ご自身がかかっている医師を観察しなければなりません。

一つの例を挙げておきます。前出の毎日新聞のインタビューにも答えたことですが、これは私のいる心療内科で長年治療を受けていた患者さんのことです。その患者さんはかなりの高齢ですが、新たな疾患が見つかりました。

「これはもう手術をしても仕方ないでしょう、治りませんね」と先生。すると患者さんも「何でも治るとは思っていませんよ」ときっぱり言ったのです。

私は二人の会話を聞きながら、どうなることやらとハラハラしていたのですが、険悪な雰囲気にはなりそうもない。目の前には辞書のように厚くなった紙カルテが置いてありました。両者の間で行われてきた治療の長さがうかがわれるような厚さで、それは医師と患者の信頼関係の厚みとも取れました。そうなのです。患者と医師の信頼関係があれば、言葉遣いはそれほど問題ではないのだと、このときわかったのです。

私にも信頼している整形外科の医師がいます。およそ余計なことをしゃべらない性格の先生です。でも私は長い質問が好きな人間なので、あれこれ気になることのメモを書いてきて、それを見ながら話をするのですが、その間ずっと横を向いて黙っています。どんな長い質問にも、暫くしてから、「そのようなことはありません」とか、「関係ありません」、あるいは「心配しなくてもよいでしょう」「それは治りません」という結論しか言わないのですが、私はかえってそのほうが気持ちよく感じます。一番すごかったのは、股関節痛を訴えたときのこと、「手術をするという方法もないわけではありませんが、その場合、うちの病院は薦めません」の一言でした。これには思わず吹き出してしまいました。

それ以来、その整形外科との付き合いは、人任せにしないでまさに自分で考えて決める〝育自〟に任せています。

いくら効かないと言われても自分で決めて背骨の矯正に出かけてみたり、処方されたサプリを飲んだりしていたところ、矯正三年後に股関節の痛みが消えたのです。一時は右股関節の痛みで階段も上がれなかったのに、走ることができるようになりました。手術をしなくてよかったと思っていますが、剣道はすっかり稽古から遠ざかってしまいました。年齢とともに悪くなっているのかもしれませんが、育自のおかげで心は穏やかです。

どうして入院させてくれないのですか？

❖入院してゆっくり治療したいけど……

心療内科の患者さんのなかには「しばらく入院してゆっくり治療したい」と訴えられる方がいます。ご家族の側から「この子の日常のリズムが戻るまで入院させたいのです」と希望されることもあります。

年齢にかかわらず、そんな患者さんはたいてい、子どものころから親の期待に応えようと頑張ってきたが、成人する年齢になってから、身体も心も自分についてこなくなり、セルフコントロールを失った状態に陥ったというタイプです。すると、家に引きこもり、社会とのつながりも断ち切り、日々の生活は昼夜が逆転し体重は増加。身体のあちらこちらが痛み始め、倦怠感から動くことが億劫になる。そこで、やる気が起きないので薬でなんとかしてほしいと、本人と心配する家族が外来に来るのですが、何を服薬しても効果が出ない。よくよく訊くと、「すでにいろいろなカウンセリングを受けているが、一向に治らない」と言うのです。

その場合、心療内科の医師は、屋外に出て外気に触れることを奨励しますが、ほとんどの方は「身体が治ってから」と答えます。これは現実逃避の一つでもあります。「周囲の自分に対する目が以前と違う」「前はこんなことなかったのに」という思い込みが辛さとなって重くのしかかってきます。そして、「この倦怠感から脱出できないから何もできない」と引きこもりの悪循環に入っていくのです。

次に家族が依頼してくることは、「入院させて規則正しい生活をすれば、戻るのではないかと思うので、心療内科で入院できるところはありませんか？」なのです。

私の心療内科の医師は言下に断ります。いじわるをしているのではなくて、その理由は精神科は別として、規則正しい生活を身につけるために保険診療適用範囲で内科に入院するという例が認められることは、まずないからです。もちろん高額な差額ベッド代を払うのであれば入院先を探すことはできます。ホテルに滞在するかのごとく、一日何万円という設備に宿泊し、気持ちを癒しながら、精神科や心療内科の医師の治療を受けるというところです。

私も、「しばらく入院してゆっくり治療したい」という患者さんの気持ちはよくわかります。なぜなら、日常の生活スタイルが、今の自分の身体の不調に影響していることが十分わかっていても、それがうまく調整できないために治らないからです。入院すれば、生活を管理されて幾分、調子も良くなるのですが、退院したらまた元の生活に戻ってしまう方が多いのも事実です。これは育自の力がついていない証拠です。

一つの症例を挙げましょう。脳梗塞を患った患者さんです。脳梗塞の治療のあと、予後にうつ状態が現れることがあります。これは本人の気持ちの問題ではなくて、そういう病態原理が存在するので、気持ちの落ち込みが現れても不思議ではないのです。

脳梗塞の治療のために入院している間は、院内の心療内科の医師も病室を訪れて診てくれます。薬の処方もしますし、育自に向けてのアドバイスも受けることができます。ところがいよいよ退院が迫ってくると、「先生、もう少し気持ちが落ち着くまで入院を延ばして、精神的に安定するまで心療内科で治療を受けられないでしょうか」と、患者さんにお願いされたのです。

このときは、病院で考慮した結果、患者さんの心身の安定を図るために入院期間が延長され、患者さん自身からも大変感謝されました。ところが、延長後の退院日に患者さん本人から聞いた言葉に、私はびっくりしました。

「おかげで入院を延ばしていただいたのですが、病室内で居心地が悪くてね。ほかにも入院待ちの人がいるのにとか言われて、看護師さんやドクターの態度が冷たくて……」

私も心療内科の先生も一瞬硬直してしまいました。確かに、どこの病院もベッドが空いているほどの余裕はないのです。多くの病院は満床傾向にあって、ある程度自宅での療養が可能と判断された場合は、早く退院させられるのです。しかも、心療内科の患者さんが心の状態が安定するまでゆっくり入院して治療を受けたいと希望しても、入院できる内科病棟は少ないのが現状です。

しかし、患者さんに〝居心地が悪かった〟と思わせたことは決して良いことではありません。〝いやがらせ〟をされたように感じたのではないでしょうか。患者さんが気持ちが安定してから社会復帰したいから、心身的な治療のために入院を延長したいという希望を持っていても、健康保険でまかなうという制限もあり、その希望を適えることさえ昨今の医療態勢では難しいのです。

その後、その患者さんが、退院後も精神的に安定してないと訴えられたので、健康保険適用外の差額ベッド代が一泊何万円もする療養中心の施設を紹介しました。ヨガやエステまで揃っているようなところでしたが、全額自費では、経済的に長くいられないという結論でした。

❖心療内科と精神科、どちらに行くのか

第一章で、心療内科と精神科の違いについて述べましたが、実際には、心療内科の看板を出しているクリニックの医師にも精神科医が多いのです。

内科的治療はしてくれないところもあります。しかし滅多なことでは「来る場所を間違っています」とは言われません。精神科的な治療で治そうとされます。

心療内科（内科的な治療に精神的なものが関連している疾患を診る）と精神科（精神的な疾患を専門的に診る）とは本来異なる科ですが、ご自身でどちらに行くべきかを判断するのは危険です。顔に吹き出物ができて耳鼻科に行く方はいらっしゃらないでしょう。それでも吹き出物の治療が皮膚科か内科か、診断してみないとわからないものです。

それと同じように、精神科クリニックに行き、そこの医師と相談することは間違っては

いませんが、しかし、どこで治療をするかは医師とよく相談すべきです。心療内科医と精神科医の区別は、皮膚科、耳鼻科、内科のように簡単にはわかりません。心療内科の看板を出している、あるいはメンタルクリニックという横文字で表示しているのは、あくまで患者側の受診に対する抵抗を少なくするのが目的です。

私の友人にこういう例がありました。その友人は、自分の気分、生活のリズム、食生活の変化が悪い方向に激しく傾き始めたことに気がつき、職場の仕事を普段と同じように続けながら医学教科書を読み、自分が「うつ病」の症状そのものだと気づいたのです。そして精神科クリニックをネットで調べ、何軒か訪ねて最良の医師を探したと言いました。ここまで育自が進んでいる人も珍しいでしょう。

ところが結果的に複数の薬を飲むことになり一向に良くなりませんでした。回復のきっかけは、日常生活上のパートナーを見つけたことでした。そこに至って、服薬にはなんの意味があったのだろうかと思うほど薬がいらなくなったのだそうです。

一方、たとえば胃潰瘍や慢性の胃腸不良、甲状腺異常、あるいは身の置き所がないほどの痛みを感じる線維筋痛症といったような症状は、精神科の専門ではない場合があります。

薬を処方せずに、精神科的なカウンセリングだけで高額の治療費を請求する精神科もあります。どこの専門医を選ぶかは自由なのですが、問題は、自分が望むように治らない場合にどうするかです。

精神科でここをもっと良くしてほしいと訴えると、「うちはその専門ではありませんので」と断られることがあります。心療内科の看板が上がっていても、特に痛みに関しては、「どこかで痛みの治療をしてからおいでください」と言われる場合もあります。

私の勧める心療内科の医師は「心療内科を標榜するなら、痛みなどの諸症状も逃さずに診ないといけない」と言います。専門外なので治せないことを理由に、そうした患者さんを、紹介状でこちらに送ってくることもあり、私のところの先生は内心、ご立腹のようです。逆に、心療内科の医師から「精神科の治療が必要かと思われます」と患者さんを紹介することもありますが、精神科の先生から「最初から診てないので」と心療内科に戻される場合もあって、それにもご立腹のようなのです。精神科の診療報酬のほうが心療内科より高いという内部の事情もあるなかで、こうした軋轢が生じているのかもしれませんが、そんなことは患者さんに無関係です。患者さんは自分の身体のどこが悪くて今の苦しい状態にあるのかを、早く知りたいのですから。

精神科医と内科医が一緒に診てくれる心療内科であれば、もっとも理想的なのでしょうが、現在はそうなっていません。心療内科は将来的にはいらないと主張する医師もいます。心療内科の看板を掲げながら、実際には精神科専門の医師が診察をしている場合が多いことだけは確かですので、ここは慎重に判断する力を持って選んでいただきたいと思います。

その精神科の医師が自分に合っている処方をするのであれば、治療を継続してもいいのですが、将来ずっと通わなければならない精神病なのか、それとも処方を減量していき、完治の見込みがある病状なのか、常に医師とコミュニケーションを取りながら、育自の力を身につけていくことです。

❖どこの科に行っても治らない

眠れない、イライラする、身体がだるくて、気力が湧かない。身体中のあちこちが痛い、どこの科に行っても治らない。こうした方はとにかく近くのクリニックに行ってみることです。必ず治ると言っているわけではありませんが、現在の自分がどのような状態であるか、なぜ快適な生活が送れていないのかを知るためです。

地域医療でも、精神科クリニックの看板より心療内科、または心のケア、あるいはまったく違う名前を掲げていることもあります。一見するとなんのクリニックだろうと思うような名称も多く見かけるようになりましたが、耳ざわりのいい名称だと敷居が低い感じがあり、受診しやすいからでしょう。

ある疾患の専門医や認定医になるには別の試験を要します。専門医や認定医は専門分野を究めるために時間をかけて成長していきます。ところが、一般的に個人でクリニックを開設する場合、医師が国家資格を持っていれば、消化器内科、循環器内科、心療内科など、どんな診療科名を出しても違反にならないことは意外に知られていません。専門家だけが特定の疾患を診るとは限らないのです。医師に会えば、必ず自分の病名が何であるかがわかるとは限りません。しかし、検査はできますし、検査結果も出るでしょう。でも、その先の処方箋だけで効果を得ることができるという保証はないのです。

脅かしているつもりはないのですが、「病は気から」という言葉は、病を治すのは自分であるという意味で使います。もし「かかりつけ医」を変えたくなければ、自分がどこまで良くなったかを目の前にいる医師に正確に伝える練習＝育自から始めましょう。原因不明のまま長いこと、一人で悩んでいる必要はありません。むしろ「かかりつけ医」と一緒に病気を治していく育自を身につけてほしいのです。

ときどき「黙って言うことを聞いていればいいんだ」と怒られて、医師には逆らえないと下を向いて泣く患者さんの声を聞きますが、そんな医師は言語道断です。

育自の力を身につけるときに、怯えは禁物です。威張って脅しているだけで、一向に状態を良くしてくれない医師であれば、育自の力で脱出しましょう。

「私、叱られているほうがいいんです、意志が弱いですから」と言う患者さんがいますが、ではその医師がいなくなったらどうするのでしょう。育自の第一歩は勇気です。

❖退院を告げられたら、育自の力をつけること

身体は手術で治っても、心の辛さを抱えたまま退院する場合、入院中に意識して育自のためのヒントを集めておくこと、それが退院後の生活を考えるうえで大切です。

「どの薬が自分に合っているのか」「日常生活でどういうことに気をつければいいのか」「自分の性格はどうなのか」「それをコントロールできるには何に気をつけたらいいのか」

——そういったことを入院中、心療内科の医師の診察を受けるときに相談しておき、退院前にしっかり身につけること、これが育自の力をつけるということです。それは、退院までの時間との勝負だと思います。

そうすれば、退院後、ここまでラクになれれば「これが私」「今の私」と自分で納得して、生活や仕事を継続できます。

また、あるとき、医師から言われたひと言が、自分をプラスに導いてくれた言葉だったら、それを心のなかでいつも反芻《はんすう》することです。頼りにしていた医師やスタッフから遠く離れていても、心のなかで会話ができるようになる、これが育自の力です。

そして行き詰まったら、信頼する先生にもう一度会いに行く。そして自分の「育自法」が間違っていないか、軌道修正をすることです。

新しく紹介された医師から冷たくされた

❖医師は仏ではない

私が勤める心療内科に遠くから通ってこられる患者さんには、地元の医師を紹介することもあります。残念ながら、紹介先から戻ってきてしまうことも多々あります。そのとき、患者さんが決まっておっしゃることが、「紹介先のドクターは私の話を聞いてくれない」なのです。

なかには「あなたの過去のそういった事情については、お話を聞くつもりがありませんので、ほかの科に行ってください」ときっぱり言われたと訴えられる方がいます。戻ってこられる患者さんには、医師も少し困った顔をします。「そうでしたか、そんなはずないんだけどなぁ」と。無理もありません、紹介状にはきちんとカルテのコピーもつけてあります。結局は、人と人との相性なのでしょう。医師といえども、場合によってはぞんざいな口の聞き方をしてしまうほど、虫の居所が悪い日もあるでしょう。医師だからといって、仏のような人ばかりとは限らないのです。

医師は絶対に不機嫌な態度を取ってはならない、許されないという意見は、正論には違いないでしょう。しかし、医師はかなりストレスが溜まる、厳しい仕事です。そうしたストレスを避けるために、治療時間が短くなり、通り一遍のマニュアル的な応答、応対になっている事情もあるかもしれません。

前述したように、新しい医師から冷たくされたと訴えて、戻ってきた患者さんに対して、心療内科の先生は丁寧に話をお聞きします。カウンセリングもやり直します。大学付属病院で、健康保険の範囲内でやっていることです。心療内科の点数は精神科に比べて低く、そこには格差があります。儲けるために時間をかけているのだろうというのは、邪推であり誤解です。

たとえば、生活保護を受けている方は同じ診療を受けても無料です。そのためか、大学付属病院で多くの科の診察を受けている方もいます。こうした制度を快く思っていない医師もいるでしょうが、私のいる心療内科のスタッフは治療を受けることで生活保護からの脱出を心がけていただくようにしています。これも育自の一つと考えています。

人はほんの些細な出来事から仕事を失ってしまうことがあります。経済的には生活保護を受けたほうがラクになるかもしれませんが、医療費が無料となるからといって、失業を選ぶ人はいないのです。その点をふまえてお話を聞きます。

ただ私たちのような医療従事者にとって、生活保護受給者はなぜ身体のあちこちの具合が悪くなっていくのだろうか、という疑問は考えるべき一つのテーマです。人は生きがいという目標が定まっていないと、病に侵される可能性が高くなるものです。ほんのちょっとしたボタンの掛け違いから経済的に苦しくなり、悪い方向にすべてが転がっていくという悲劇は誰にでも起こりうることです。どんな不遇にみまわれようが、身体だけは健康という人はなかなかいないものです。

ですから、まず身体を治してから、と思って訪ねた病院の医師から冷たくされると、さらに苦しくなることは、想像に難くありません。このことは生活保護受給者に限らず、誰にでも当てはまることです。周囲に冷たい人たちばかりがいる環境では、なかなか育自という発想にまでは辿り着かないと思います。

では、どうしたら親身になって話を聞いてくれる医師やスタッフに出会えるのか、とよく質問されます。一つ私に言えることは、自分の話を聞いてくれる人が医療関係者である必要があるのかどうか、ということです。

聞き流してくれてもいいから、長時間聞いてくれる人が欲しいなら、それは医師ではありません。また、手短かにアドバイスをくれる人が欲しいなら専門のカウンセラーです。これも、医師でなくてもいいのです。どんな人に話を聞いてもらうのがいいのか、自分で納得できるのかということを、日ごろから考えておきましょう。ダラダラ話したいと思ったら、カウンセリングにかかる必要はありません。医師もカウンセラーもあなたの病気を治そうという姿勢で話を聞きます。その点はつき合い方を考えて、しっかりと選びましょう。

良い医師とは、病気を治してくれる人です。その医師に、機嫌が悪い日があっても信頼できるかどうかを考えておきましょう。そこから育自の道が開けていくのですから。

医師に診てもらったあと、なんと言えばいいのか

❖ 5W1Hを確認しておくことが必要

皆さんは診察を受けるとき、医師とどのような会話をしていますか？

5W1Hという言葉がありますが。初診のとき、ほとんどの医師の質問は、WhatとWhen、「どうしましたか？」「いつからですか」の二つです。Where、Why、How、「どこで、なぜ、どうしてそうなりましたか？」まで訊く医師は少ないのです。しかし、患者側からすれば、「どこで、なぜ、どうして」を教えてほしいから診察を受けているんだという方もいるでしょう。両者が会話を交わさずに、医師の洞察だけで治療をすることは困難です。

育自のためには、初診のときに、5W1Hのすべてを言葉にして確認しておくことが必

要です。

特に「どうして、なぜそうなったのか」は大切です。「誰」は自分でしょうけれど、ほかは案外、頭の中で整理されていないことが多いものです。なかには「早く治る薬をください、仕事を休めません」とだけおっしゃる患者さんもいます。医師とのコミュニケーションは薬だけと思っているかもしれません。三分治療という言葉はこうした医師と患者間のコミュニケーションの現状から生まれています。

日本人の「ありがとうございます」という言葉の持つ独特の曖昧さには、とりあえずそう言っておけば、波風が立たないという気持ちがあります。でも、病院は自分の身体の不調を治療しにきているところです。一回診察してもらって、薬を処方されて帰るときに、「ありがとうございました」のひと言だけでは足りないはずです。

「次はいつ来ればいいのか」「どうなったら連絡して体調不良を訴えればいいのか」「薬の副作用はどこまでなら心配いらないのか」。そういったことを初診時に医師に尋ねておくべきでしょう。

初診時の処方の際に大切なことは、今飲んでいる薬をメモして正確に医師に伝えることです。常用している薬の名前は必ず覚えておきましょう。これも大切な育自です。

診察後に具合が悪くなっても、初診のときに医師に伝えていなかった場合は、医師によっては「最初にお聞きしてませんでしたので」と言われることもあります。本来なら、初診時に医師側から確かめるべき事柄でしょうが、そこは両者で気をつけなくてはなりません。

治療を受けるときは初診が肝心です。

育自の力を身につけていれば、「次はいつ、どうなったときに来ればいいですか」という確認の言葉が、どの医師に対してもすぐ出てくるようになるはずです。

❖自分についてのノートを作る

患者さんのなかには、自分の疾患についてよく勉強したうえで来院される方が多く見られるようになりました。インターネット情報や、これまでかかった医師からの説明、治療の効果のあるなしなど、細かいことをメモにしてファイルまで作って持ってこられる方もいます。

これは悪いことではありません。積極的に病気と立ち向かっているという点で、何もかも医師任せでいるより、はるかに良いことだと思います。

ただ、大切なことはその資料を使ってどう医師と話すかでしょう。

急病の場合は例外ですが、自分で話ができる状態であれば、どうしてこうなったかについて、自分なりに医師に話をするべきです。そのあとで医師が「おそらくそれとは関係ないと思います」と言えば、それは専門家としての意見として真摯に耳を傾けましょう。

心療内科ではカウンセラーが詳しくお話を聞く場合がありますが、医師の診察時間には限界があり、残念ですが、自分史を話せるほど診察時間が長く取れることは稀です。しかし、だからといって、医師との会話の時間が短いのは育自にとってマイナスです。

初診に限らず、医師と会うときはメモを取りましょう。そうすることで医師も緊張します。メモを取って治療を受ける人は少ないのです。具合が悪くて文字も書きたくないという気持ちはわかります。そんな場合は、誰かに付き添ってもらって初診を受けましょう。次回からは一人で受診できるようにするためです。診察を待っている間、現在の自分についてノートを作る習慣をつけましょう。これも育自に欠かせないことであり、治療を長引かせないコツです。

病状が明日になっても良くならなければ、すぐに来たほうがいいのか、仕事上、薬は少し多めにもらっておきたいのか。つまらないことかもしれませんが、意外に診察室では何も言わない方が多いのです。あとになって薬局に行ってから気がついたとなると、またそこから待たされることになります。医師と会うときはメモを取る、診察を待っている間はメモを整理しておくことです。

処方される薬は自分に合ったものだけ飲みたい⁉

❖処方された薬を、素人判断で止めるのは危険

私が接する患者さんには、過去にいくつかのクリニックや病院を回って治療したけれど効果が実感できなかった、特に自分に合った薬が処方されなかったことで改善が見られず失望した、という経験を持つ方が多くいます。

そういう方が来院した場合、カウンセリングに基づき過去の治療の経緯や既往歴は訊きますが、やはり初診の場合は、医師の診断によって薬が処方されます。私は、医師から詳しく説明を受け、処方した薬の効果や病名登録を電子カルテに記入します。そこで、患者さんには、必ずしもその病気のためにだけ使われる薬ではないこと、薬局で調剤された効果・効能、備考に書かれた説明書を受け取っても、不安にならないでほしいといった説明

をします。

それでも、次の予約日に来ると「あの薬は飲みませんでした」という方がいます。なかには「捨ててしまいました」という方や、「睡眠導入剤だけ処方してくださいますか」という患者さんもいて、落胆することがあります。

気持ちは理解できるのです。これまで何度も処方された薬が効かなかった経験がある方は、すぐに効果が現れると実感できた薬だけを服用して早く治りたい、あるいは自分の気分がすぐれると感じる薬だけを常用していたいと思うのでしょう。

しかし、処方された数種類の薬のなかで、この薬は効くような感じがするといって、他の薬を拒否して、自分で飲まない薬を決めてしまうことは、間違った、危険な判断です。

育自のためには、処方された薬が今の自分にどのような効果があり、どれぐらいの期間飲み続ける必要があるのかなど、医師と納得がいくまで話し合うことが必要です。なぜなら、処方された薬には、今かかっている病気に一番大切な薬と、その薬を支えるために処方される別の薬があるからです。自分の勝手な判断で、メインの薬を合わないからと捨ててしまい、それを支えるためだけに処方された薬だけ飲んでしまうことも考えられます。それが結果的に治療を長引かせてしまうことになるのです。

❖賢い薬との付き合い方

人によっては薬を服用したあと、眩暈、眠気、吐き気を感じることがあります。倦怠感があるから診察を受けたはずなのに、薬を服用したらかえって朝からだるくて仕方なかったので飲むのをやめてしまったと、一週間後に報告される方がいましたが、それは間違った素人判断です。

薬はしばらくの間、副作用があっても、数日服用しているうちに身体が慣れてきて効いてきます。しかし具合が激しく悪くなった場合は、医師に連絡をするか、来院して相談するべきでしょう。

特に心療内科で扱う、心身に関係しているような病気では、今日薬を飲んだら明日良くなっていたというケースはありません。なかには二日ぐらいで効きめが鮮明に現れる薬もありますが、それ以外はしばらく服用して様子を見るということが大切であり、少し具合が悪くなったからといってやめてしまうのはかえって危険です。睡眠導入剤だけ飲み続け、メインの薬を服用しないことは、もっとも危険なことです。

薬の「効く・効かない」には個人差があると、私も長年患者さんを診てきて思います。同じ薬なのに、どうして良くなる人とそうでない人がいるのだろうと。良くなった人が、先生に涙を流してお礼を言っている姿を何度も見てきました。先生はいつも「いえ、私ではなくてこの薬が合っていたんでしょうね」と謙虚に応じています。根気よく医師とのコミュニケーションを取ってきた、患者さん側の努力もあったのだと思います。

もっとも先生が落胆されるのは、診察時に、薬を飲むのをやめたという報告とともに患者さんの口から発せられる、「理由は、友人からそんな薬を飲んでいるから治らないんだと言われたので」という言葉です。必ずといっていいほど先生は、「その人はあなたのことをどれだけ知っているのですか？　この薬についてもどれだけ知っているのでしょう」と質問していますが、「ただ、なんとなく、ちっとも良くならないので、そうかなぁと思ってやめました」という拍子抜けするような答えが多いのです。これこそ、自分で自分の身体の回復を遅らせている原因だと私は思います。まさに、「育自放棄」です。

何度も申し上げますが、薬については医師の処方に従って服用し、身体がどう反応するかを自分できちんと確かめる。これが自分に合った薬を見つけるもっとも早い方法です。

医師に早く、安く、治してほしい

❖具体的な説明方法を習得する

「先生、私の病気、治りますか」。これが心療内科でもっともよく訊かれる言葉です。肉体の痛みや心理的苦痛といった症状が原因不明のまま継続していて、そこから脱却できないという患者さんのイライラが、この言葉に集約されています。

完治したと医師が責任を持って言えるのは、データを基準にしたものです。たとえば、検査値が下がったとか、映像で見る限り手術は成功している、などがそうです。術後の痛みのコントロール方法やリハビリ、心の痛みについては臓器別に治療をしている医師の責任範囲ではないと考えられています。欧米ではここが区別されていて、精神科医や心療内科医が最初から個人にかかわって、患者さんの性格も含め、経済状況や家族構成などを視野に入れて、ほかの医師と連携して治療を進めます。しかし、日本ではまだ、欧米のような状況にないのが現状です。

治療が進むにつれて、複数の症状が重なり合った状態の場合、どこが悪くて苦しいのか、ご本人が自覚できないことも多く、不安は増大していきます。

「早く、安く、治してほしい」のは、誰もが期待することです。ところが、自分にもっとも適した治療や薬剤を見つけることは、逆に、難しくなってきています。勤務医の多忙さや、大学病院が予約でいっぱいであることは周知の事実ですが、インターネット検索で探したあちらこちらの病院の治療を受ける過程で、「あなたは気のせい」とか、「専門ではないので」といった医師とのやり取りに疲れ果てている方が多いのも事実です。

前述したように、私が勤める心療内科では、一番苦しかったときを一〇〇とすると今はどのくらいですかという質問をします。人の身体には、体温や血圧、脈拍、心音といったバイタルサインといわれる身体的な状態からだけでは測れないことがあります。患者さんの感覚が大事なのです。自分が現在と過去（前回の受診）を比較して、良くなっているような気がするか、あるいは悪くなったのか、最悪を一〇〇として、たとえば七〇ぐらいまでは良くなったとか、調子がいいときは三〇ぐらいまで身体が軽くなったような気がするなど、疾患以外の自分の感覚を磨いて、医師とやり取りをするのです。なんとなく良くなったとか、相変わらずですといった言葉ではなくて、自分流でもいいので具体的な説明方法を習得する。これも育自の一つです。

早く治るための「育自法」は、自分の快適指数を決めることです。一番辛いときを一〇〇として、日々、八〇とか四〇とか快適指数の記録をつける方法です。これが、早く安く治すことにつながっていきます

心療内科は患者さんとのコミュニケーションを密にしていくことで、病状を軽減していく科でもあります。外来に来られた患者さんに、「いかがでしたか？　この何週間は」と尋ねると、「相変わらずです」としか答えない方がいます。医師がへそを曲げるのはその返答なのです。ちっとも治らないじゃないかと言われているように感じるからです。少しの変化でも感じられたなら、良くなっていることを最初に伝えましょう。もちろん、まったく良くならなかったなら、正直に言うのは当然です。患者側の心理としては、良くなったところより、良くならないところが気になってしまうこともあるでしょう。その部分を強調して、まだここが悪いと訴える方が多いのです。気持ちはわかりますが、いつも医師側が、良くなっているところを発見して説明するのではなく、患者の立場から、「ここが

良くなったように感じる」と言ってから、「まだこれができない、もう少しこうなれたらいい」とつけ加える。こんなコミュニケーションの基本を守って、どこまで良くなれば、満足できるかの自分なりの指数を作っていくことが、早く安く治すための王道です。

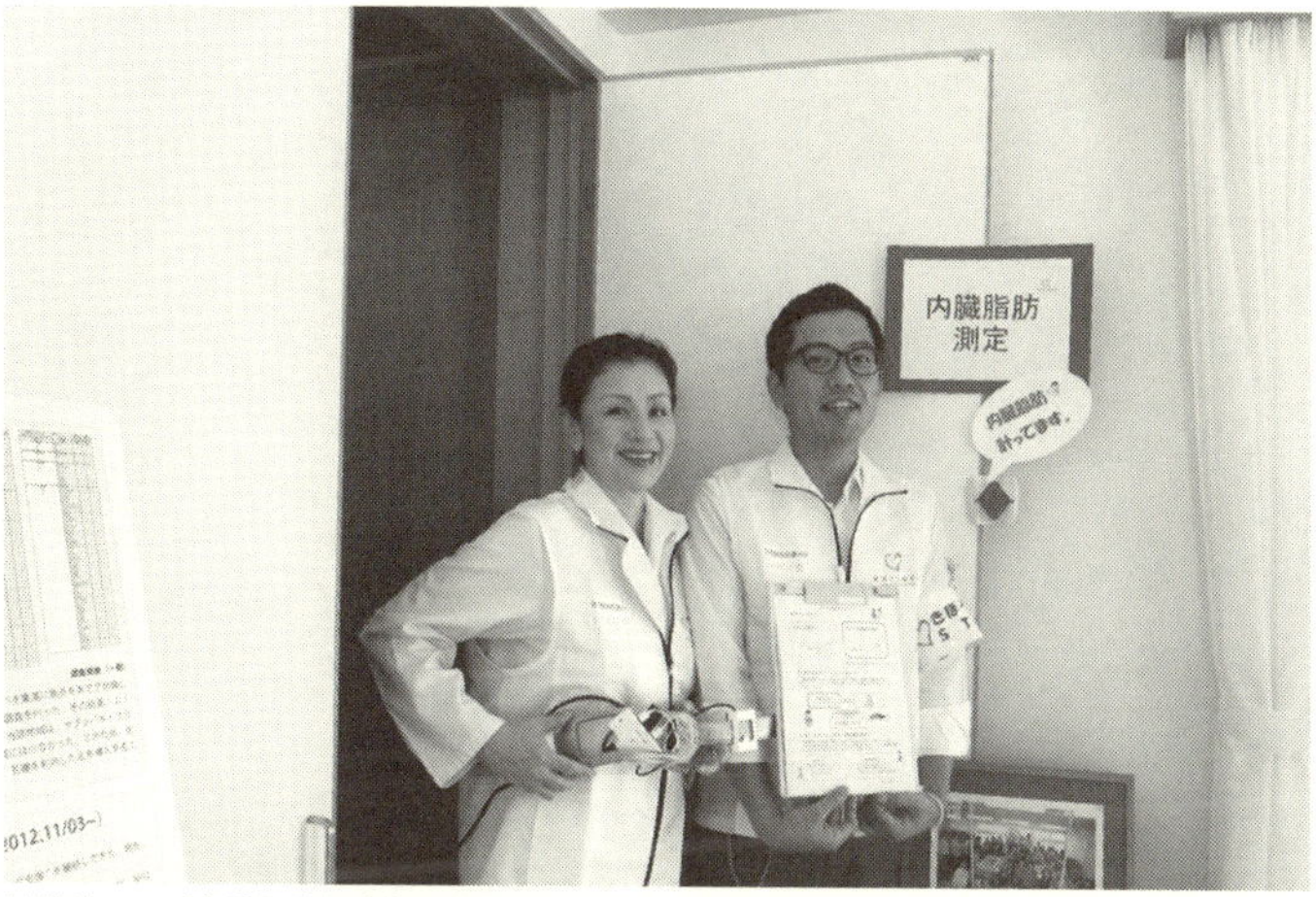

被災地では「内臓脂肪測定」を定期的に実施。

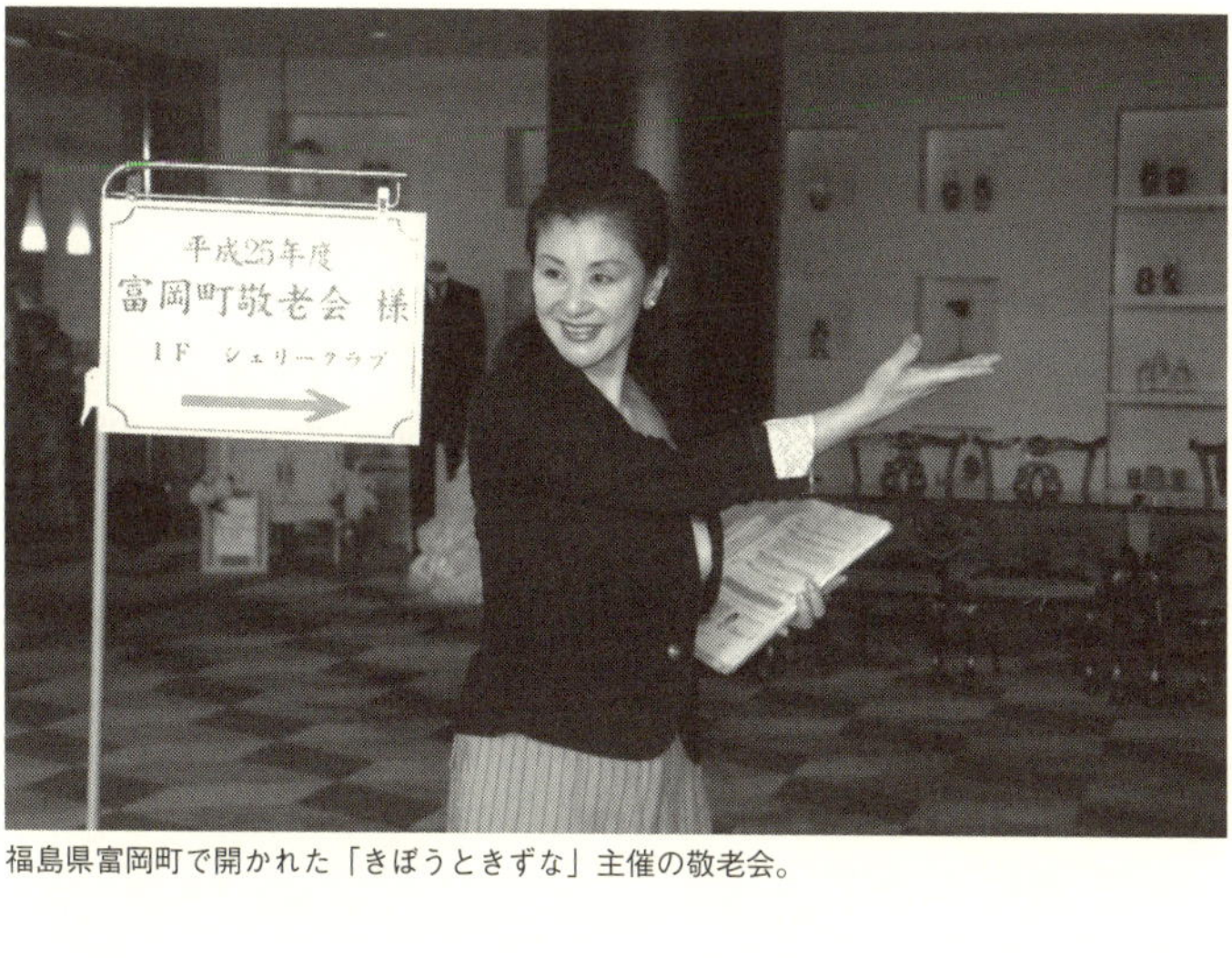

福島県富岡町で開かれた「きぼうときずな」主催の敬老会。

第4章

家族の問題で悩んでいる人へ

家族から疎んじられている

❖家族の不安解消は育自力

「自分を仲間に入れてほしい」

「もっと自分を愛してほしい」

初めからこんなことを言う患者さんはいません。心療内科のカウンセリングでは、最初は身体の痛みや苦痛について、患者さんから説明してもらうだけです。けれども、診察とカウンセリングをくり返しているうちに、「自分を仲間に入れてほしい」とか、「もっと自分を愛してほしい」といった言葉が、自然と出てくるのです。

病気になると、最初は家族が優しく労わってくれるものです。たとえば、夫が風邪を引いて熱を出して会社を休んだ場合、三日間ぐらいまでは、妻もかいがいしく看病してくれるでしょう。身体が温まって栄養がつくように、そして消化のいい鍋焼きうどんなどを作ってくれたり……。ところが、仕事に復帰したかと思うとまた休み、これが次第に頻繁になってくると、さすがに妻も「あなた、いったいどういうつもりなの？」と訝《いぶか》しむことになるでしょう。

夫は、ますます気持ちが不安定になり、身体の不調が続いて心療内科を受診します。その結果、夫は「うつ状態」と診断されます。しかし、夫にとって辛いのは、妻が夫の病気が家族に及ぼす影響のことばかりを心配して、夫自身への愛を忘れてしまうことです。とりわけ妻が、夫の収入だけが頼りの専業主婦であれば、「夫が会社勤めを辞めたら、どうやって生活していこう、子育てはどうなるの？」と家族の生活の不安ばかりが募っていくのです。

家庭内で、病を抱えて家族に疎んじられている。妻や子どもからの愛が得られない。そんなときは、どう育自すればいいのでしょう？　一人暮らしの独身であればどうでしょう？　病気になったその先の不安は、一人で背負うことになります。「病気になったらどうする？」なんて、なるべくなら考えずに生きているほうがラクでしょう。しかし、病気で生活が不自由になって、誰かに迷惑をかけていると思うようになってから考えるのでは遅いのです。「病気になったらどうするか？」をきちんと決めてから、先の人生を生きていく――これが育自です。育自ができていれば、家族から疎んじられているという不安を感じることもないはずです。あらかじめ、覚悟と準備があれば、家族の側の不安も最小限ですむでしょうし、家族からの愛も病気になる前と変わらず、感じられるはずだと思うのです。

病気になったらどうするのか？　それをあらかじめ決めておくためには、自分の周りで、まずは家族以外にすぐ助けてくれる人や施設がどれだけあるか、確認しておくことです。また、同居している人間に救急外来まで運んでくれる能力がなかった場合や、一人暮らしをしている場合で、休日に怪我をしたり、病気が重篤になったりした際に、救急車を呼ぶ以外の選択肢をおさえておくべきでしょう。

たとえ家族がいても、常に自分一人で手段を選べる能力は必要です。病気にかかったら、治すのは自分自身なのだと自覚しなくてはなりません。家族から疎んじられているという気持ちを膨らませるより、自分自身でできることがどこまであるかを考え、前もって知っておくことが先決なのです。

命にかかわる重病でないことを自分自身が知っているのに、１１９番に電話をかけて

「風邪を引いて熱がさがりません」なんて言うのは迷惑です。救急車を呼んでいいのか迷う程度のときは、相談ダイヤル「#7119」にかけて適切な指示をあおぎましょう。自分でタクシーを呼んで、病院に行く場合のために、休日や夜間でも対応してくれる病院や開業医のリストをインターネットで調べておくことも必要です。

どこにいようと、自分一人で治療を受ける手段があるという自信と安心を、日ごろから培っておくことが、「病気になったらどうするか」を考えるうえでの育自です。

❖定年後の夫婦の不満

心療内科では、ご高齢の、同居しながら仲があまりよろしくないご夫婦が別々に診察を受けることがあります。たいていの場合、どんなに相手のことが面倒かを話されるのですが、私たちがその内容に立ち入ることはありません。一人一人の家に行って解決してあげるわけにいかないからです。愚痴を聞いてあげることは大切かもしれませんが、それだけでは育自につながりません。

しかしながら、先の解決（＝育自）につながるように、愚痴のなかから注意深く事柄を拾って観察します。

たとえば、あるご高齢の奥さんのお話です。

専業主婦である彼女は、子育ても終わり、独立した子どもは遠方に暮らし、定年を迎えた夫と暮らしています。彼女によると、夫は「昔から大きな声で威圧的に私を怒鳴る」そうです。しかも退職してから、ますますひどくなったと。妻の苦痛は、いわゆる夫の暴力的な言葉のハラスメントです。それが二十四時間続くので、気の休まる暇がない。いやでいやでたまらないというストレスが、妻の身体の不調を引き起こしています。

そこで、心療内科医は、最初は「薬でラクにしてください、安眠できるようにしてください、眩暈を軽減してください」と指導していました。すると次第に彼女は、夫の日常生活のどこがいやなのか、ポツリポツリと話し始めたのです。しかも、最近では「夫が怒鳴るのがいやでたまらないから、ある日決心して夫を無視するようになった。態度を変化させたとき、何かがラクになった」と言うのです。

これに対して、心療内科医は「カウンセリングを受けますか?」と訊きます。「いいえ、いいんですもう、夫の性格は直らないんですから」と妻。そこへ医師は「無視するということは、以前より強くなれたということですか?」と訊くのです。すると彼女は驚いたような顔をする。きっと「どういう意味？」と思われたのでしょう。

「昔はご主人に怒鳴られたら、あなたは言われたとおりにしていたのでしょう？　ところがこのごろは、言うことを聞かないで、ご主人を無視するという強さが出てきたわけですね」と医師が言うと、彼女の口からは、「なんだかよくわかりませんけど、もう諦めてるんです」という答えが。医師は、「立場が逆転してきたということです。ご主人も何か、お気づきになっているかもしれませんよ」とつけ加えました。

「さあ、どうだか？　夫は私になんにも気を遣っていませんから、私が夫をいやなことには変わりませんけど」という言葉を残して、彼女は帰っていきました。

この方の場合は、カウンセリングを受けなかったのですが、すでに、育自に関する方向転換のヒントがありました。それは、「どんなことをしても、夫がいやには変わりありません」、という患者さんの発言に対し、心療内科医が「愚痴を言いつつも夫婦の立場が逆転してきたのではないですか？」と指摘したことです。

一つのことを一方向からだけ見ないこと、それが育自のヒントです。この夫婦の場合、妻は「夫の態度はもう治らないから仕方がない」と諦め、「憎い」という気持ちを募らせてはいるものの、最近では「自分の立場も少しずつ変化しつつある」ことに気づくべきだったのです。どんなに高齢になっても、自分の気の持ちよう、考え方はいつでも変えることができます。それには、一つのことを多方面から眺めることによって生じる、気持ちの変化を確認することです。

さて、このご夫婦の場合ですが、無視された夫は、妻から疎んじられていると感じていることでしょう。以前は怒鳴れば言うことに従った、「すみません」と謝った妻が、なぜそうしなくなったのかと困惑していることでしょう。そのときは、ますます腹が立って一層、怒鳴るかもしれません、なぜなら、「痒いところに手が届くような妻」として教育してきたつもりだったからです。怒鳴るということは、イライラの表現ですが、それを無視され続けると、怒鳴っても効果がなくなります。すると夫は、妻に自分を無視する強さが出てきたことに気づいて、妻に疎んじられたくない、愛してほしいと願うようになるかもしれません。夫のほうから、もっと妻に愛されたいと思うようになれば、夫自身も変わります。妻が夫に対して、「どうぞご自由に生きてください、私も精神的に解放されて自由に生きます」という強い立場に立てたとき、妻の側の育自が一歩前進したと同時に、夫の育自にもつながっていくのです。

例に挙げたご高齢の妻が「夫を無視する」という育自に取り組み始めたのは事実です。

しかも、心療内科医に夫の話をすること自体、これから夫婦で暮らしていくために、どうしたらいいかを考えるという育自につながっていく可能性があります。いつも怒鳴る夫への怯えから脱却し、自立していく過程のすべてが、彼女の身体の不調を改善していくという本来の目的につながります。そして、夫が彼女への愛に気づけば、高齢になってからの離婚や家庭内別居を避けられることにもなるのです。

育自は、今を、自分を変えるか変えないかです。変わらないでいる、そのままの環境では何も解決しません。今の自分に何を上乗せするのか考えてみましょう。夫婦の育自は高齢になってもできるのです。

頑張ってやっているのに家族に感謝されていない

❖ 家族から感謝されていないは、薬では治らない

「家族に感謝されていないと思う」は、「家族に感謝してほしい」の裏返しです。「こんなに頑張っているのに、私は誰からも感謝も理解もされていないように思うのです。いったい誰のために頑張っているのか、わからなくことがあるのです。そのストレスなのか、身体が不調で、気持ちが落ち込むことが多いのです」

こうした悩みを訴える方には、女性が多いと思われがちです。確かに女性の場合、家事の負担が大きかったり、家族の介護や看病を担っていたりするので、こうした悩みを抱えやすい側面はあります。しかし私は、男性も口に出さないだけだろうと思います。「誰からも感謝されていない」と感じることは、男女にかかわらず、ありうることだと考えてい

ます。

患者さんは「こんなに頑張っているのに、誰からも感謝されず、それが身体のだるさにつながっている」と訴えます。しかし、カウンセラーは心理的な悩みと、身体的な悩みの治療方法は分けて考えています。つまり、「身体がだるい」という訴えと、「自分が感謝されてない」と思う気持ちは別のものです。体調不良の改善と、誰からも感謝されてないと思う気持ちの改善には、それぞれ別のアプローチが必要なのです。

服薬には、身体の疲労感の改善を後押しするだけの働きしかありません。「人から感謝されていない」「家族に感謝されていないと思う」は心理的な悩みであり、薬で良くなるものではありません。これは、「育自の力」でしか抜け出すことができないのです。

大切なポイントは「自分が感謝されていない」と感じたときが、「育自の最初の一歩」であることなのです。ですから、ヘルスケアカウンセラーは相談を受けた日に、すぐ解決策を告げることはしません。それでは「育自の力」を断ち切ってしまうことになるからです。「カウンセラーに訊けばすぐ答えが返ってくる」のでは、一生、カウンセラーが傍にいなければ生きていけないことになってしまいます。「育自の力」には〝実感〟が必要なのです。カウンセラーは本人が育自の力がついたと実感するまでのお手伝いをする役割です。

もちろん、患者さんからは「体調がすぐれないからカウンセラーに会っているんだ！」と否定されることもあります。本人は、あれこれ試してみたが改善されず、まさに八方塞り、そんな気持ちになっていることが多いのです。ですから、カウンセリングではまず、八方塞がり状態からの解放から始めます。

具体的な例を挙げましょう

❖ 称賛の言葉を期待しないのが育自力

実際のカウンセリングの場合、初診時には、「感謝されていないと感じる」という言葉にもっとも大きな心理的葛藤が潜んでいることだけをお伝えします。そして引き続き、次回また相談（診察）したいと思ってもらうことが大切です。

医師は薬の処方をしますが、その際に今後のカウンセリングを続けるかどうかの要望を訊きます。カウンセリングを受けていきたいと希望すれば、カウンセラーはそれを引き受けます。

　二度目のカウンセリングでは、本人が何を一生懸命やるのかを訊きます。たとえば、「身体の調子がいいときは何をやりたいですか？」といったようにです。すると「身体さえ苦しくなければ、家事を一度に完璧にやり遂げてしまいたい」と答える人がいます。その場合、患者さんの心の奥底にあるものは「だから身体が不調になっても無理をしてでも、頑張らなければいけないという焦り」――つまり、「努力は称賛になって返ってくるはずだという期待」なのです。

　その人は、何もしていない自分に対する自責の念が強いので、薬で少し良くなると、朝から張り切って、やってこなかった時間を取り戻そうと頑張る。そのためどっと疲れる。そして、「こんなに頑張っているのに、家族の誰も『頑張り過ぎだよ、無理し過ぎないでね』と言ってくれない」と愚痴が出る。

　ここで、育自のためのカウンセリングに入っていきます。まずは、「その気持ちのくり返しは、落ち込みにつながっていくのですよ」と丁寧に説明をして、何回かカウンセリングを続けていきます。すると次第に、患者さんは自身の性格に気づいてきます。そして「やれるところまでやったら、休む」という「育自の力」をつけるように、カウンセリングしていくのです。

患者さんの希望は「家のことが完璧にできる人だと言われたい」なのですが、そのためにはどうしたらいいか？　実は「頑張り過ぎず、できるところまでやったら満足して、必ず休む」という育自が必要なのです。家族にそれを宣言して、焦らずゆっくり休んでから次をやる。さらには、休んでから別なことを始めるといったように、以前よりスピードが遅くなっても落ち込まない自分をつくっていく。できることをゆっくりとやることを身につけてもらうように根気よく話をします。つまり、「頑張ってここまでやってしまえ！」と無理することをやめる賢さを育自で養ってもらいます。

「やりたいことができるようになる力を蓄えていきましょう」――それこそが「やりたいことができるようになる」ための育自なのです。

やりたいことができるようになるには、休むこと。たったこれだけのことで、血圧まで下がった患者さんがいました。最高血圧と最低血圧の開きが小さい人は、休むべき時に休んでいない傾向があります。下の血圧が高いということは、気を張り詰めていて、身体がしっかり休んでいない状態です。夜リラックスして寝ていないこともあるでしょう。休むべきときに休み、休みを挟みながら家事をする。こんな育自だけで高血圧やイライラのコントロールもできるのです。

❖自己への感謝を養う

また、この場合の育自のポイントとして、「自己への感謝を養う」ことがあります。完璧な家事を希望する患者さんには、たとえ、皿洗いや洗濯が山ほどあっても、途中で十分と決めたら、休息を取るようにアドバイスします。そこで自分を責めないことが重要です。それは決して、やりっぱなしではなくて、順番に計画的に落ち着いてやり抜いていくことですから、完璧に行うことに変わりないのです。ただ生活のリズムを変えていくだけなのだ、ということをわかってもらいます。

最初はなかなかできないのですが、この力を身につけることによって、家族が自分を責めていると思う気持ちを、少しずつ軽くしてもらうようにします。

「感謝されてない」という気持ちを、ここまでやったという「自己への感謝」に少しずつ転換してくことで、悲嘆という感情を減らすことができます。

次第に家族の目が変わってくれば、まさしく「育自の力」が身についた証明です。時間はかかりますが、家族を変えるより自分を変えていくことで、家族を自分に向けさせるようにしていくのです。

ときに患者さんのご家族に一緒に来てもらう場合もありますが、基本的には「感謝されてないと思う」より「自分に感謝する」という気持ちを養ってもらいます。

「今日の洗濯はここまで」と自分に伝え、それによって身体的苦痛も緩和できたかどうかを自身で確認する。自分の身体に感謝を伝える力を身につけていく。これができるようになったら、この患者さんのカウンセリングは無事終了です。

老夫婦になっても元気でいたい

❖どこの家でもできるヒント

高齢の夫婦で、ともにいつまでも元気でいられるようにと願う、仲の良いご夫婦の特徴は、力強い愛情があることに加え、ユーモアを交わしながら生きていることです。

三浦雄一郎さんは世界的に有名なスキーヤーですが、ある学会でご一緒したことがあります。そのときにお聞きした話で、驚いたことがあります。私が「幼いころからさぞ運動神経が抜群だったのでしょうね？」と質問したとき、「身体が弱く冒険家の植村直己に憧れ、ベッドのなかで彼のエピソードをくり返し読んでは羨ましいと思うほど、体力に自信がなかった」と答えられたのです。そんな少年が成長して、パラシュートを開いて勇猛にエベレストを滑降して一躍有名になりました。さらに、驚いたことに、一時は暴飲暴食に明け暮れ、六十歳手前で医師から放っておくと命にかかわるといわれるほど、生活習慣病になる一歩手前の深刻なメタボに悩む身体になってしまったそうです。「当時は散歩をするにも身体が重かったぐらいでした」という言葉から想像するに、かなりのメタボ状態だったことがうかがわれます。

人生の進路に悩まされ、引退を決意する寸前で、三浦さんは育自の一大決心をされたのでした。三浦氏ほどの著名人ですから、あらゆる医療機関やサプリを試されたのでしょうが、八十歳で再びエベレスト登山を成功させるまでの育自は、いったい何がヒントだったのでしょう。それは家族でした。メタボになり低い山さえ登れなくなった自分に幻滅し、まさに引退を決意しようと思ったとき、ご子息に「まだできることが残っているはずだ」と励まされたそうです。その日から毎日の散歩を始め、ダイエットを始め、最近では両足に重りをつけ、二十キロ近いリュックを背負って歩くほどの超人にまで返り咲きました。

その三浦さんが笑いながらこう付け加えました。

「元気になったら奥さんが、今度はいつどの山に行きたいの？　その前に家族会議をやりましょ。あとあとのこともあるんですからねって、ひどいもんでしょ？」

美談だけで終わらないユーモアを感じながら、家族が支える、家族の育自にはユーモアが欠かせないと思いました。誰もが羨ましいと思う、世界の三浦一家のエピソードですが、どこのご家族でも参考にできる家族愛のお話でした。

三浦さんを支えるご家族の「気づきのターニングポイント」は息子さんの一言だったと思います。すっかり太ってしまった世界一のお父さんを見て、もしご子息がバカにするような態度をとっていたらどうだったでしょうか？「まだやれることが残っている」という絶妙な言葉が、父親の育自を後押ししたのでしょう。

❖元気でいたいなら、それぞれの体調を知っておくこと

老夫婦になってもお互い元気でいたいなら、二人でそれぞれの体調のことをよく話し合っておくことです。年を取ってから体調に変化が出てきますから、「今を知る」育自が必要です。これが当たり前のようで、なかなかできてはいないのです。高齢になれば、どこか身体は悪くなるでしょう。

時折、見た目にはどこも悪くなさそうな妻が病気にかかったとき、こちらが、奥さんに心身症の症状が出ているというような説明をしても、ご主人に理解されない場合がありま

す。「病名は何で、治るのか治らないのか」と怒鳴る夫もいます。人の体調の苦しさはなかなか理解できません。奥さんにとっては冷たく感じることでしょう。ただ怒鳴りながらも、夫が妻の状態に困惑していることもあります。ですから、なるべくご夫婦で診察室にきていただくようお願いしています。

一方、優しい夫が妻を車椅子に乗せて、外来診療を受けていることもあります。多くの場合、ご夫婦が普段から、お互いに健康について話をしていたという共通点があります。こちらも話がしやすく、労わり合っている姿を我がことのように嬉しく感じるものですが、その状況がいつまでも続くものではないのが人間の定めです。

つまり、どちらかがいずれ亡くなるからです。そして、配偶者が亡くなったあとの育自がとても重要なのです。「夫が死んだあとの妻ほど元気な女はいない」とはよく言われますが、現実はそうでもありません。互いに労わりあってきた夫婦やカップルほど、片方が亡くなったあと、残されたほうが生きていくための育自には時間がかかります。

こんなケースがありました。「今日は気分がいいから、うなぎでも食おうか」と夫が言うので、妻がうなぎを買ってきて料理して食べた。ところが、その夜、夫は急にお腹が痛みだし、救急搬送されたまま帰らぬ人になってしまったのです。

自分の料理が悪かった、こんなに急に逝くなんて、さっきまで食卓にいた、まだ片づけの途中のものが残っていて……とその奥さんが涙にくれるのを見るのは、どんなにカウンセリングの訓練を受けていても辛いものです。

「これからはあなたの育自です」と言いたいところですが、しかし、そこは「しばらくは休まれてもいいですけど、人生を全うするために、奥さんもこの先、しっかり生きていかなければなりませんね」とお伝えすることにしています。育自は促すばかりではありません。その人がもう一度立ち上がるまで、そっと見守る方法もあります。育自とは、ご自身が元気を取り戻すための、今日からの何かの積み重ねでもあるのです。

病に侵されたとき、親に生活を助けてほしい

❖親に助けてほしいという現象

いい年になっても親がかりはいかがなものか？　という指摘は、近ごろでは若者にだけではなく、中年にも向けられます。九十代、六十代、三十代の三世帯が同居という家庭も珍しくありません。

問題は同居であっても、経済的な自立ができているかどうかです。親子ともども、経済的に自立していれば問題はありません。もし、親に介護が必要になっても、子どもが責任を持って親を看ることができ、また子どもに経済的な負担をかけない親であれば、互いに十分、育自はできていると考えます。

親が裕福で、いくらでも子どもを援助できる親子関係もあるでしょう。しかし、成長し

た子どもに世話をしてもらいたいのに、親の年金や生活保護を頼りにする子どもの生活を助けている、貧しい親もいます。子どもが仕事をしない。それがもっとも深刻な問題です。

まだまだ希なケースであるとは思われますが、以前より増えてきていると感じています。いい年をした子どもの、「親に生活を助けてほしい」という気持ちは、どこからくるのでしょうか？　実はそれは親からくるのです。親のほうで、子どもにそうしてあげたいという気持ちを持っていることが意外に多いのです。しかも、子どもが家に引きこもるような、心が病んでいて仕事ができないケースとなるとなおさらです。こうした場合、どのように育自のカウンセリングをするのかを、次にお話しします。

❖原因は親にある⁉

カウンセリングでは、まず「親ができる範囲はどこまでなのか」をはっきりさせることから始めます。

誰かが整理しなければ、同居している全員が絶望に向かっていく場合があるからです。

なかには、親も病んで子どもの面倒を見切れないのに、病気で働けなくなった子どもを手放さないでいることもあります。二重の生活苦です。切羽詰まった経済状態にもかかわらず、親が子どものための薬剤に、お金を払ってやることから抜け出せないでいるのです。

こうした場合、私が最初にすることは、病を患うお子さんに「今の自分をまず嫌いになってもらう」ことなのです。ここでの育自は、今の自分がいやなら、自分を変えるために「何をそこから始めるか」を考えてもらうことです。

朝起きたら、自分で朝ごはんを作ることから始め、何でも自分の手と足を動かし、一日を過ごして夜眠りにつく。そして、医師には治療でどこまで治してほしいか自分の希望と意見を述べ、相談する計画を立てます。それが育自の第一歩と申し上げると、「そんなこと、なんの役にも立たない、第一、それができないから親に生活を助けてもらっている」という言葉が返ってきます。

そんなときは、「病に侵されたから、親に生活を助けてほしいと思っているのでありません。あなたの親があなたの生活を助けるから、あなたはご自分の病気を大事にしているのです」と説明します。

カウンセリングで育自を促すときは、大きな変化を話題にするのではなくて、目先のことから変化を求めていきます。それが育自の力をつける近道でもあるからです。病に侵されても身体や精神に障害があっても、一人で生きている人もいますから、育自によって自立はできると考えます。

母親がどうやって生きていこうか不安に陥るとき

❖別れたパートナーのことは振り返らない

シングルマザーの言葉の定義が変わってきました。父親が誰かわからない、あるいは知っているけれどそれは伏せて未婚のまま母親になった女性をシングルマザーと呼んだ時代がありましたが、それは過去の話です。今では、離婚や死別したあとの母親もシングルマザーと呼びます。片親という言葉も使われなくなりました。差別的な意識がなくなってきていることは喜ばしいのですが、シングルマザーが経済的に苦しい状況は相変わらずです。

特に離婚の場合は、背景に夫の暴力があったり、なんらかの依存症だったりすれば、離婚後の経済的補償は期待できないことも多いのです。

最近、相談を受けるシングルマザーには、親権をめぐって妻と夫の両方が譲らないケースが多くなりました。子どもをつれて家を出た妻に対して、子どもの学校のイベント参観の権利を求めるメールを、母親のところに送ってくる夫もいます。子どもを将来的には自分のところに取り戻したいという話もよく聞きます。これはアメリカの俳優ダスティン・ホフマン主演の『クレイマークレイマー』という映画のテーマでした。その映画がヒットしてから、三十数年も経った日本では、男性でも子どもを手元で育てたいと訴える時代になったのでしょうか？

シングルマザーにとってもっとも重要なこと、それは、どんなに仕事が辛くても、あるいは給料が安く経済的に苦しくても、絶対に辞めようと思わないことです。

子どもは成長するのだから、なんとか大きくなるまでしのぐこと。これは当たり前のアドバイスでしょうが、夫と復縁するつもりがないなら、夫に対して曖昧な態度を取らないことも、育自の精神と教えています。

あとは、これまでの自分のどこが悪かったのか、夫のどこを見間違っていたのか、自分のどこに理解力が足りなかったのかなど、過去を振り返ることを、極力、避けてもらいます。

❖自分の育自を探すところから歩き始める

シングルマザーであれば、「どうやって生きていけばいいか、不安でたまらない」という気持ちは誰にでもあると思います。まずは、自分の育自を探すところから歩き始めることです。育自は今日の自分に、新たに良いことを積み重ねていくことですから、後悔は無用。大切なのは、将来に抱く不安からなるべく早く解放されることです。

シングルマザーが生きていく成功の鍵は、あらゆる問題を克服しても、一人の親として子どもを守れるかどうかにあります。私がアメリカに留学していたころには、シングルマザーの生活があまりにも苦しいため、アルコールやセックス依存になる母親は珍しくありませんでした。その場合、親子を引き離すことが、もっとも有効な両者の生命の安全を守る方法でした。泣いて拒む母親から子どもを引き離す作業は、見ていて非常に辛かったのですが、教会でそういった社会的な保護活動をやっているところもありました。

これからのシングルマザーの育自には、母親が不安にならない社会的なバックアップが必要です。企業がシングルマザーの待遇をどうするかは重要な問題です。ただ、まずは働ける環境をつくるところから始めなければならないので、企業のみならず、社会全体が育自に関心を高めることも必要です。

❖子どもが欲しいと主張できる社会とは

「母親じゃない人に子育てはわからない」「子どもを産まない女に親の気持ちはわからない」——これらは昔からよく言われていた暴言で、私は個人的に大嫌いな言葉でした。父親が男である必要も、母親が女である必要もない！——かつての私には、「男に子どもを産んでもらえたらどんなにいいだろう」という気持ちがずっとあったのです。私は、人生の半分を、男ではない自分を悔むことで損してきたような人間でしたから、自分の家族には少なからず迷惑をかけたと思っています。私の子どもたちは母親と父親のどちらがボスなのかで悩んだだろうと思います。

そして、今ごろ、やっと育自が追いついてきて、自分が女でもいいかと思えるようになりました。

しかしながら、子どもを産めない身体の方々や、不妊治療をしていらっしゃる方々の気持ちもよくわかります。子どもが欲しいと主張できる社会が当たり前になれば、どんなにいいだろうと思います。

「どうしても子どもが欲しいのならどうするか」「産めないならどうするか」「性交はしたくないけど授かりたいならどうするか」――カウンセラーは、こうした切なさの味方です。日本の制度で親となりうる方法を調査して、ご本人と考えることもあります。もっとも、里親になることも大変であれば、直接的に親になる以外の方法を選択するにも制度に阻まれて思いどおりにならないのが現在の日本社会です。

私の知り合いにも戸籍上で親とは認められないとされている人がいますが、出産できる身体であるかどうかと、自分が親となれる選択肢がどこにあるかを分けて、育自の道に専念してほしいと思います。

少子化が加速した背景には、子どもを産まないという選択をする女性が増えたこともあります。しかし、そのなかには、子どもが欲しくても経済的に成り立たないという方もいれば、男性を好きになれないので独身だからという方もいるでしょう。それでも女性が子どもを持てる社会にまで、日本は成熟していません。自立した女になるために育自の力を強くすると言えば、反論がついてまわります。

こんな人間関係があったらいいなと思った映画がありました。フランスが舞台のお話です。ある同性愛者の女性に頼まれて既婚の男性が精子だけを提供し、無事に産まれてきた子が、その男性の家族の子どもたちと義兄弟になるというストーリーです。かなり特別なケースです。映画のなかで男性が自分の子どもたちから「パパ、この子にはパパとママが二人で、三人の親がいるの？」と質問されるシーンがあります。あまりに素直な疑問にドキリとさせられ、子どものほうが現実を受け止めることに長けているのかも、と感じました。荒唐無稽な話かといえば、フランスではそうでもなさそうです。シングルマザーが生きていける制度がある。あるいは少子化対策として子どもが生まれてくる過程について規制緩和を図っているのかもしれません。いずれにしても日本では滅多にない話でしょう。そこには、大人の自由より、産まれてくる子どもの気持ちを先に考えるべきだとする社会的な正義感が強く存在しています。包み隠さず子どもに話すことは、勇気のいることです。フランスは、社会全体が出産のあり方に鷹揚なのだと思います。

子育ては育自以外のなにものでもないのです。親になったからには、親の責任を感じる。それまでの過程は無関係だと思います。日本の社会的な軋轢や壁はしばらく続くでしょうが、要するに、自分はどんな女かを見極める育自をしてほしいのです。私はこれから親になる女性のために、規制が緩和されるよう応援していくつもりでいます。

❖ 母親であることがうっとうしいという気持ちからの脱出

母親が子どもを殺してしまうという痛ましい事件は後を絶ちません。これまでのデータを正確に分析してみないと詳しいことには言及はできませんが、私はこうした事件の報道が増えたと実感しています。

なかには、子どもをどうやって育てたらいいかわらないから殺す、という母親がいます。実際、心療内科に相談にくる人もいます。その多くは、育て方がわからないのではなくて不安なのです。誰にも教えてもらったことがないからでしょう。

「教えてもらわなかったことはできない」——と、簡単に諦めてはいけません。今からでも、自分のために役立つ知識を得て、能力を高めていくことはできます。そうやって自分を変えていくのが育自なのですから。初めての子育ては、何もかもが初めてづくしで戸惑うことばかりのはず。でも、その子育ての体験が、母親を人間として成長させるのです。まさに、「育児は育自」です。

一方、母親であることがうっとうしいと言う患者さんがいますが、的を射た言葉遣いかもしれないと思いました。母親でなければもっとやりたいことがある、なのに母親だから自由にできない、子どもをつくらなければよかったのに、という気持ちです。

うっとうしいという言葉は、ベタベタと貼りつくように一緒にいると居心地が悪いという意味です。目のものもらいがうっとうしいように、余計なものがあるという感覚です。そこから育自をしていくには、うっとうしいものをしばらく遠ざける必要があります。

本来なら「うっとうしいもの」は、なくなってしまえばせいせいするのですが、それが大切な命であったなら……。この段階の育自でもっとも大切なことは、自分の気持ちをどう整理していくかです。尊い命を守るためにも待ったなしです。

まずすべきこと、それは子どもと離れてみることです。

殺してしまいそうな感情が湧き上がるようなことがあったら、三日でいいから、子どもをどこかに預けてください。預かってくれるところがあるかどうか探してみる。そして、自分の気持ちと向き合うことです。

「親であることがうっとうしい」理由は、大きく分けると、経済的理由か、自由がないという感情です。アルコール依存症になってしまう前に、煙草で健康を害する前に、ましてドラッグに走ってしまいそうになる前に、「うっとうしい」という感情は誰にでも起こりうる、ごく普通の感情であることに気づくべきです。ものもらいと子どもが一緒になっている自分に気づき、「うっとうしい」という気持ちからの脱出を実行するのです。

そのためには、「うっとうしい」と、相談できる人を探しましょう。カウンセラーは、いつでもあなたの相談に乗ります。

病院を追い出され地域で見てくれるサービスがない

❖荷が重過ぎる問題はすでに顕著化している

病院から退院してきた高齢者を家族の誰かが世話をしなければならない――これは現在の高齢化社会が抱える大きな問題です。

たとえば食事、着替え、お風呂、洗顔、歯磨き、トイレそれぞれの介助といった、これまで看護師さんがやってくれていたことを、誰かがすることになる。歩行ができないなどリハビリが必要な場合も、病院では専門家が世話をしてくれていました。

ところが入院期間が終わって、帰宅したあとの段取りが、まだしっかり決まってないうちに退院せざるを得ないこともあります。これでは追い出されるのと同じではないか、と訴える方も少なくありません。

認知症の進行が見られる高齢者は、生活のリズムを乱し、昼夜逆転し、夜間に徘徊するなどの問題を抱えます。たいていの場合、介護する家族が疲労困憊になってしまい、緊張で眠れなくなり、睡眠導入剤を求めに来院します。

言葉は悪いのですが、ペットなら口を聞かないけれど、家族は人間なので「おばあちゃんが、『情けない、辛い』とくり返し、『早く死ねばいいと思っているんでしょ』などと言うのを聞くのはたまらない」と言う家族がいます。

おばあちゃんの気持ちもわかります。彼女は長い間、自然に任せて年を取ってきたのでしょう。ご自分の身体の管理についても、なるようになると、人任せだったのだと思います。おばあちゃんは育自を心がけてこなかったのですから、「早く死ねばいいと思っているんでしょ」といったご家族への発言は、本人にとってはどうしていいのかわからない悲しさの表現です。自分の言葉が、ご家族にどういう影響を与えているかまで考える余裕がないのです。

本当は「ありがとう、私のことを悪く思わないでくれると嬉しいのだけど、迷惑ばかりかけて本当にすまない」という気持ちもあるはずです。悪態をつかずにすめばどんなにいいだろうとも思っているはずです。

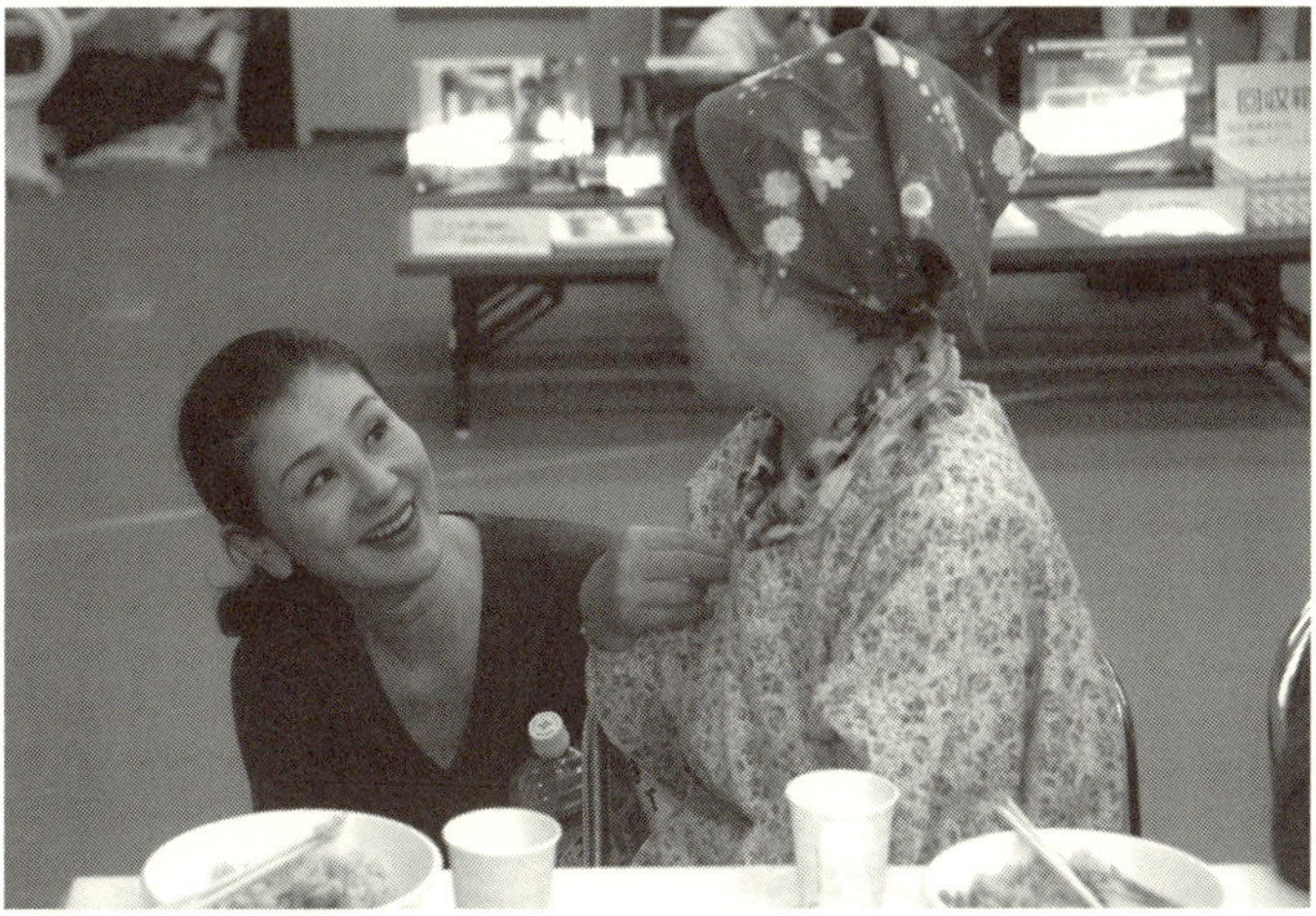

身近な相談から健康相談まで、被災した方々の状況に心を配る。

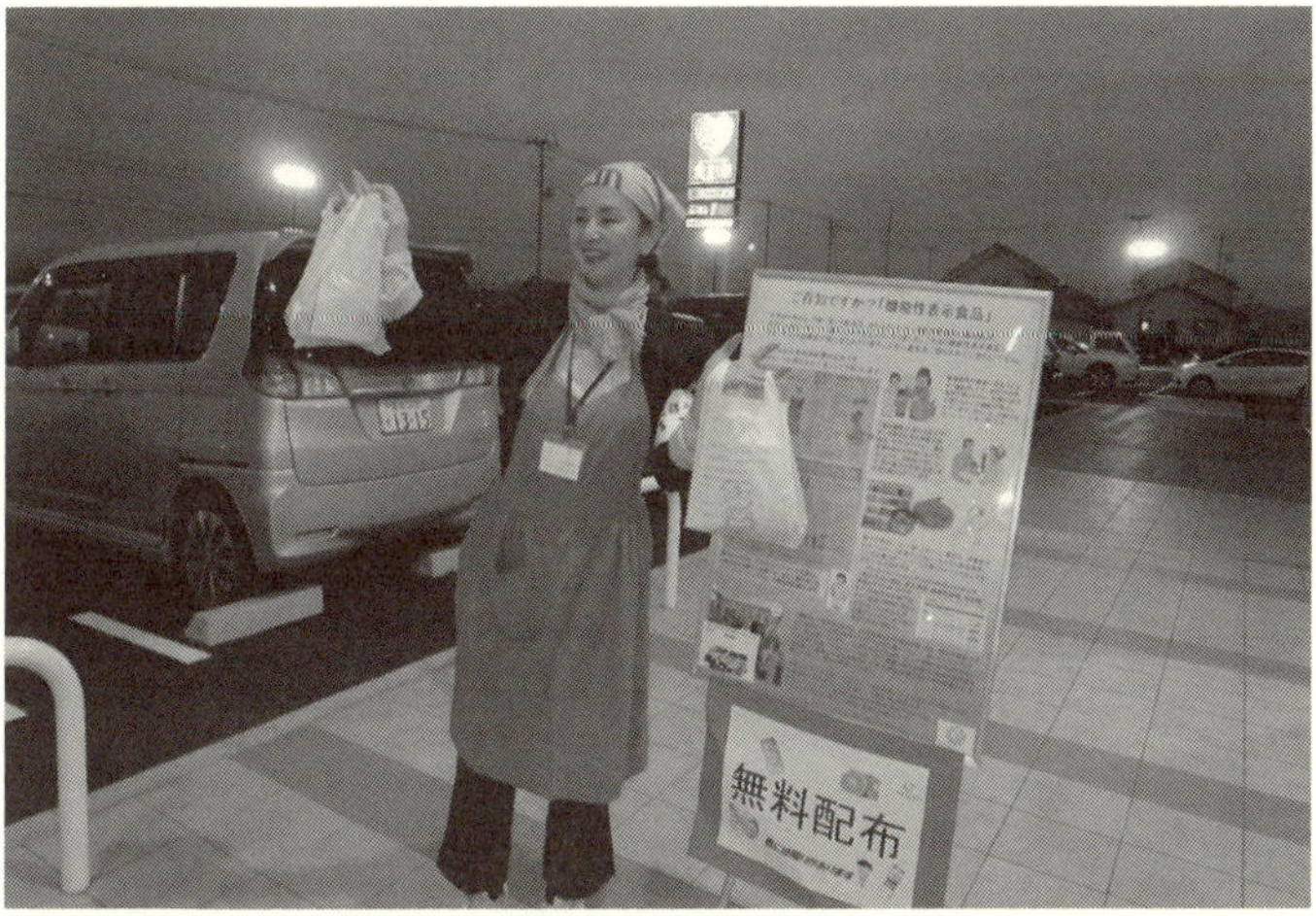

被災地の街頭に立ち、健康に良い食品を無料で配布。

もちろん、おばあちゃん本人のプライドもあります。自立できたらという夢が残っていても、身体がついていかない。高齢になり、認知症の進行が見られれば、だんだん思考力もなくなり、言葉遣いはますますひどくなっていく例もあります。

こうした方でも、身体的にまだ動けるうちは、病院から自宅に帰ることになってしまいます。今の日本の病院のシステムでは、救急搬送された病院は、急性期の患者だけを扱うので、一定の入院期間が過ぎたら、療養型の他の病院や介護施設に移るよう言い渡されます。そこがとんでもなく遠方で家族が見舞いに通えない、多大な費用がかかる、あるいは本人が転院を望まないなどの理由があって、仕方なく家に戻ってきたというケースも増えています。しかし、自宅では何かしら家族の介添えが必要で、患者さんを一人にはさせておけない。

心配で一人にさせられないのは、高齢者だけではありません。小さなお子さんも同じです。高齢者を介護する世代と子育て世代が同じ問題で悩んでいる時代です。

ダブルインカム（共働き）の夫婦やシングルマザーは、保育所や学童保育などの施設が満員で、我が子を預けられないという深刻な問題を抱えています。夫婦や母親だけでなんとかするには荷が重すぎる問題がすでに顕在化しています。

男性の育児休暇も法的には整備されてきていますし、育児休暇中の給与についても制度が決まりつつありますが、それを実行できる企業がどれだけあるかは別問題です。介護休暇や育児休暇を取らせない企業が、法的に罰則を科せられるわけではありません。増え続ける高齢者の介護や育児休暇をすべて認め、社員に給与を払い続けていたら、企業の側も大変ですし、一方、半分以下の給与ではやっていけない家庭もあるでしょう。

私が卒業した大学院の同窓生にも、そんな悩みを抱えた夫婦がいます。夫婦ともに相手の仕事内容をよく理解しているし、夫婦が同等の資格や才能を持っているのですが、夫のほうが日本社会の旧弊に囚われ、なかなか仕事を休めない。女性が休んで育児に専念すると、職場復帰後のポジションは確保されてなく、結局は専業主婦になってしまったそうです。

これが介護休暇だったら年齢的にはもっときつくなり、復帰後の職場のポジションもまったく期待できないでしょう。現実には、休暇など取れず介護離職から、貧困に陥ってしまう方も多いと聞きます。二〇一五年の安倍政権が掲げる「一億総活躍」社会はあくまで目標であって、地域のサービスの人手不足や賃金問題の解決はまだまだ具体化されていません。

家族が認知症と気づいたとき

❖ 認知症は進行を遅らせる薬しかない

「認知症にかからないために、今から飲んでおくといい薬をください」

これさえ飲んでおけば認知症にならない薬があれば、私だってぜひ欲しい。しかし残念ながら、二〇一六年現在、認知症には進行を遅らせる薬しかありません。それを予防薬として代用できるかといえば、そう簡単にはいきません。症状が出る前から飲んでおけばいい、風邪予防のビタミン剤とは違うのです。

認知症については専門書がたくさんありますが、今現在、家族に認知症の方がいらしたら、はたして本を読んでいる時間はあるでしょうか。目の前に認知症の家族がいたら、やるべきことが山ほど、そして次々とあって、本を読む余裕や気力、体力もないだろうと思います。

私の手元に医師向けの認知症専門書があります。読んでみると、認知症の治療に詳しい「かかりつけ医」は不足していることがわかります。認知症にもアルツハイマー型をはじめいくつかの種類があります。医師として患者と家族にどう向かい合って対処していくかの方法が書かれてあり、完治が期待できない症状であることがわかります。治る見込みの少ない症状は、医師の治療意欲を高くするとはいえません。高齢者の慢性病も同じことで、症状を緩和する治療が多く、ご本人から体調不良の説明を時間をかけて聞いても、高い薬を処方したり、手術ができるわけではないことが多いので、手っとり早くすませてしまおうとする医師もなかにはいます。

❖認知症に関しての育自法

認知症の患者さんのなかには、ご家族が患者さんと一緒に外来診療に来て、患者本人の前で、日常の様子を滔々と医師に話す場合があります。こんなとき、医師は患者さん本人の表情に注目して観察しています。同席する家族は本人に一番近いところにいて、現状を一番よく知っているはずなのですが、キツくて厳しい言葉を使ってしまうことがあります。

たとえば、「嘘、ちっともできてないじゃないの」「私が言うといやがってやろうとしないじゃない」といったように。このような状態になると、医師は患者さんに対して優しく「今日は何月、何日ですか」「今はどこにいますか」「ここまでどうやってきましたか」「ここに時計を書いてみてください」といったように簡単なチェックを始めます。一度ではありません、前回はどこまで書けて、今回はそれがどのぐらい衰えてきているかを調べるためにやるのです。

このチェックは、いくら高齢の患者さんであっても嫌がります。なかには面倒くさがって答えようとしない方もいます。プライドが高いのではなくて、衰えていく自分が自覚できている間は、悲しさと苛立ちが先行するのでしょう。

「先生、認知症が治る薬をください、治してください」と何度も訴えます。「そうすれば、家族から叱られなくてすみます」と。

自身に対する苛立ち、悔しさ、悲しさなどは、認知症が進行するにつれて、患者の内面に蓄積していき、自分で説明ができないほど症状が進んでいきます。そしてついには乱暴を働いたり、暴言を吐いたりする段階へと変化していくのです。

認知症に関しては、二つの育自を提案しています。

まず自分が認知症になっていくと仮定して、周囲の人に、自分におかしな行動や変化があったら教えてもらうように頼んでおく。しかも、ためらわずに教えてもらえるように友人、知人、家族に頼んでおきましょう。それができない場合は、なんでもいいので、社会とのネットワークが持てるような場をつくって、自分の変化について教えてもらえるようにしておくことです。自分だけは認知症にならないと、決して思わないことも育自の一つです。

❖認知症患者を介護するコツを知る

次は、介護する側の育自を考えましょう。

家族のなかの高齢者が徐々に物忘れが多くなってきたり、行動に変化が見られてきた場合は、とにかく落胆しないようにすることです。落胆することはなんの助けにもなりません。怒ることは、さらに役に立ちません。家族に認知症の高齢者がいると、腹立たしかったり、情けなかったりするのは自然な感情ですが、そうなる自分に落胆するのもいけません。育自の力を持って、自分が一瞬でも家族のことを忘れられる時間を作ることです。

そして、早い時期から、認知症にかかった家族の現在と過去を切り離して考える訓練をしておくのも育自です。そうすることで目の前にいる親に嘆かないでいられます。別な人間になったと思ってつき合うことです。昔からの変わりように驚いて、なかなか冷静にはなれないでしょうが、イライラしても三十分で元の自分を取り戻すことです。精神的に疲れるでしょうが、どうやったらリラックスできるかという方法も、早い段階から探しておくことです。

❖人に話すことが予防につながる

「誰かに物忘れを注意してもらうって、誰に頼むのですか？」という質問を受けます。ここからが育自です。物忘れを指摘してもらうことを、人に頼むのは恥ずかしいものです。頼まれた相手の方も気持ちよく引き受けてくれるとは限りません。もう一つ、いつも一緒にいなければできないじゃないかと反論する方もいるでしょう。

今度会ったときに同じ話を何度もするようだったら、「その話さっき聞いた」と言ってほしいとお願いすればいいのです。近くにいる家族だったらなおさらのこと。「その話、昨日もしてたけど、覚えてないの？　大丈夫？」と言ってもらう。この「大丈夫？」が大切なのです。「大丈夫じゃない！」と答えてはいけません。不安になることで物忘れが良くなった例はありません。不安は症状を悪化させるばかりなのです。自分に大丈夫と言い聞かせることも育自です。

知り合いの男性は朝、奥様を煩わせてはいけないと、ご自身でサンドイッチを作るのですが、ある朝、さっき目の前にあったサランラップがどこかに消えてしまった。おかしいと思い戸棚を調べると、いつもの場所から出した形跡がある。パンとハムとレタスはまな板の上にあり、「はて？」となった。ハムをしまおうと冷蔵庫を開けたら、サランラップが冷蔵庫に入っていたのです。これを奥様が大変嘆いて、幾度となく夫に「やだわ～ボケて」とくり返すのです。

そこでこの男性はどうしたか？　職場で周囲の人にこの話をしたのです。周囲は「大丈夫です、そういうことがあったと何度も話せるのだったら認知症でないことは確かです」と笑って、その男性を励ましてくれたのでした。

これが不安に陥らない物忘れ育自法の一つかもしれません。黙っていないで、人に話すのです。話すことで次からは注意しようと思うことが予防につながります。

第5章

人は何歳からでも生まれ変われる

三つの「あ（あせらず、あわてず、あきらめず）」を実践しよう

❖挫折のマイナスエネルギーを逆噴射させてプラスのエネルギーに！

私の人生には、これまでいくつかのターニングポイントがありました。大学卒業後、英語の通訳という仕事をしていましたが、三十三歳のとき、オーディションを受けてテレビキャスターになり、それがきっかけで女優の仕事もするようになったのです。……というと、華やかな人生のように聞こえますが、私の人生のターニングポイントにはいつも挫折が伴っていたと思います。挫折が新しい人生を切り開いていったと言ってもいいぐらいです。

「このままの自分ではいやだ」という気持ちが、いつもターニングポイントにつながっていきました。

そもそも大学受験に失敗しました。医学を志したいと思っていたのですが、いくつかの大学に不合格になり、日本を飛び出して留学をしてしまいました。アメリカの社会をこの目で見たいという希望もあったかもしれませんが、父親が打ちひしがれている私を励ましてくれたからかもしれません。父の薦めもあってアメリカで生活し、帰国してから日本の大学に入り直しました。卒業して就職した一方で、夜間は通訳の学校に通いました。英語をレベルアップして同時通訳の仕事につきましたが、見渡すと恐ろしく優秀な人間がひしめいていました。技術を上げる努力もしましたが、やってもやっても「英語のオニ」のような人が現れ、その挫折感でつぶされそうでした。このままではいやだと思ったのでしょう。どうしようもない閉塞感をどこかで逆転したいと考えました。芸能界という未知の世界に飛び込んだのはそのころです。逆転の機会を狙ったのだと思います。やるせないほど悔しい気持ちを、ほかのところでプラスのエネルギーに変えてみようという決意でした。

そこから十年が過ぎたころ、新しい挫折が訪れました。女優として五十本以上の映画、そしてテレビ、舞台に出演し、それなりにキャリアを積んだのですが、限界を感じたのです。私には根性が足りないという挫折感です。妹の身体の状態が悪くなっていくという現実もあり、高校時代に志した医学の世界にもう一度チャレンジしてみようと、四十三歳で聖路加看護大学（現・聖路加国際大学）を受験しました。まさに百八十度の転換でしたが、芸能界にデビューしたころとは違って、何か一つ専門家といわれるようなものを手に入れようと決心したのだと思います。当時、私には「どうしても石井苗子でなければダメだ」というコレといった〝売り〟がなかったことにも気づいていました。代わりなら誰でもいるという評価であれば、いつか飽きられる存在だろうと感じていました。

しかし、あるとき、私はふと考えたのです。

「落ち込んでばかりいてもどうにもならない、人生で本当にすべきことは何か」と。華やかな芸能界に身を置かせていただいたおかげで、普通では経験できない貴重な体験をたくさんさせてもらいましたが、自分の人生で達成感を誇れるものが、一つ欲しいと思ったのです。

四十歳を過ぎてから芸能界のゴシップネタの対象にされたこともあり、大きな打撃を受け、心身ともに疲弊した経験もあります。でも、そこで立ち止まってもう一度人生をリセットできたことは、今から考えると、かえってラッキーだったかもしれません。今では、良い方向に転換していくための大きなターニングポイントだったとポジティブに捉えることすらできるようになりました。

私も妹も二十代のときに相次いで両親をガンで亡くし、その後、難病を抱える妹の病状は深刻さを増していきました。妹により良いケアをしたいという気持ちが、聖路加看護大学の門をくぐらせたと言っていいでしょうが、中年になってからの新たな学問への挑戦はかなり大変でした。それでも頑張って、女優としてのオファーがあれば、深夜のドラマ撮影も引き受けて働いていました。そんな生活のなかで大学に通い、何とか看護師と保健師の資格を取得しましたが、実際にその資格をどう生かして仕事をしていくのかのビジョンは明確に浮かばず、迷っていました。

相談した大学の恩師からは「学んだことを社会に役立ててほしい、健康管理の重要性を伝える仕事をしてほしい」とアドバイスされました。具体的には、一般社会と医療現場との橋渡しとして、予防医学の考え方を、社会に広く普及させる仕事のことです。

東京大学の大学院の博士課程まで進学することは勇気がいりました。果たしてそこまで頑張れるだろうかという不安もありました。人が生きていくうえでは目標が必要だと、すでに書きましたが、新しい目標が定まると、自分のどこにこんなエネルギーがあったのだろうかと思うくらい集中できるものです。東大大学院の入学試験は、無謀な挑戦でしたが、私自身の人生に蓄積された負のエネルギーが逆噴射して、すべてがプラスエネルギーに転換されていくような頑張りようだったと思います。これまでの挫折感や劣等感を心の芯棒にして、雪だるまをつくるようにエネルギーを膨らませていきました。合格できたのは、奇跡としか言いようがありません。私は集中力があって、タフであることは自覚していますが、自慢できるほど頭脳が優秀ではなかったのも事実です。人間には得意不得意があって、苦手なものはいきなり得意にはなりません。しかも、周りは優秀で頭脳明晰な若者ばかり。彼らに劣等感を抱いて卑屈になっては先に進めないと、入学したあとは開き直りました。「わからないこと、できないことは周囲に言って、助けてもらおう」、そう思ったら不思議なほどの解放感がやってきて、学生生活が楽しくさえ思えてきたのです。

とはいえ、最初に提出した研究計画は「科学的研究ではない」と、否定されましたし、博士論文が完成したのは二〇〇八年、もう五十四歳になっていました。私の学位論文は『健康診査受診勧奨のためのキャンペーン介入研究』です。これが将来の自分にどう役立つかなど、そのころは想像もしていませんでした。

振り返ってみると、ほぼ十年ごとにターニングポイントがやってきた人生だったと思います。

常に心のなかでくり返してきた言葉があります。三つの「あ」です。

あせらず、あわてず、あきらめず。

落ち込んでも踏みとどまって、挫折というマイナスのエネルギーをプラスに転換して逆噴射させれば、とんでもない上昇エネルギーに換わることを実感してきた半生でした。

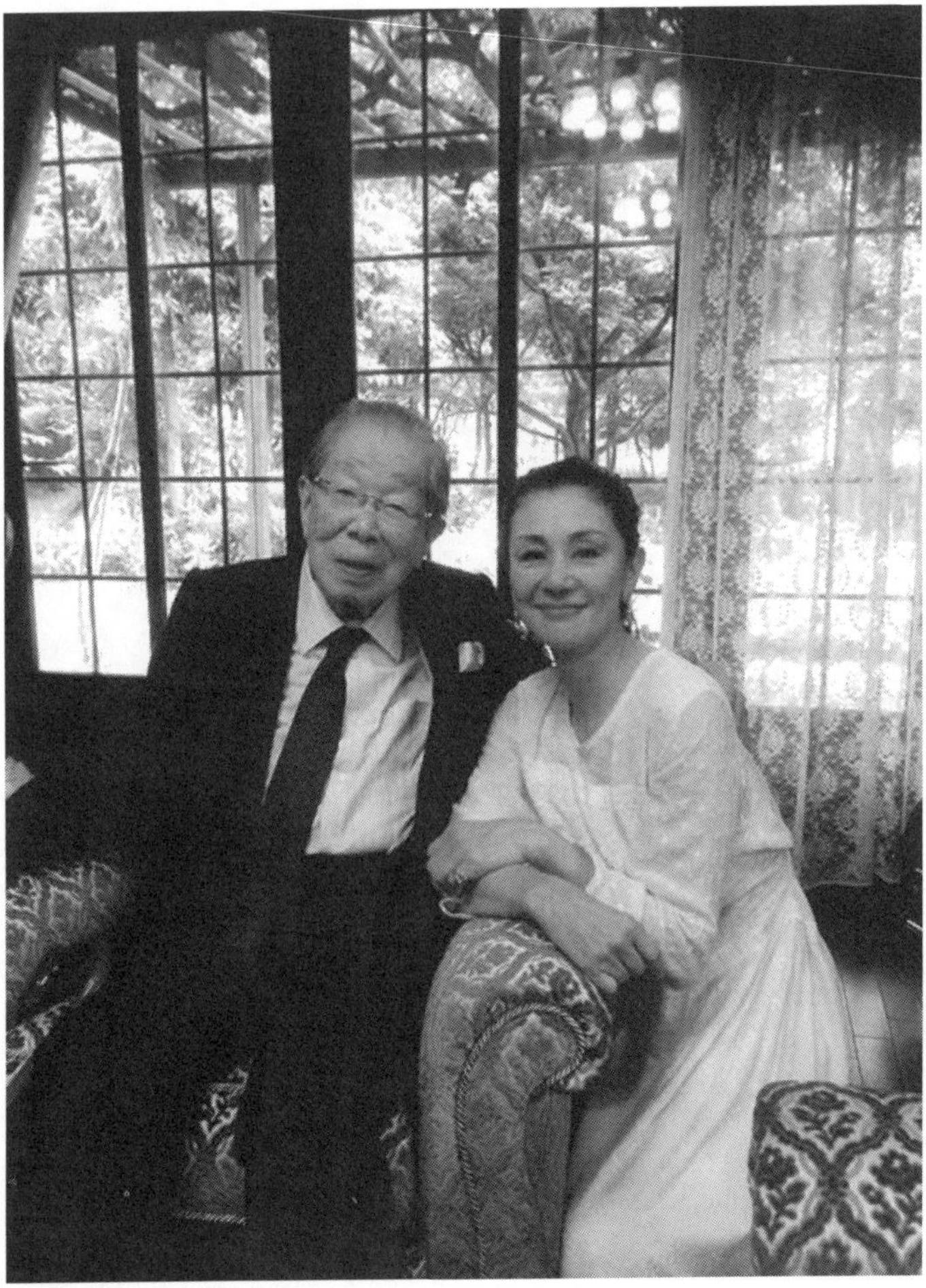

敬愛する日野原重明先生と。

石井流・育自という処方箋

❖だからダメなんだ！　と決めつけない

大学を卒業して通訳者になったとき、私は自分が芸能界にデビューすることも、大学に行き直すことも、まして国会議員になるなどということは想像すらしていませんでした。むしろ「やりたいことをやる自分」から、遠いところに存在していたと思います。でも「今これ！」という目標が定まると、その瞬間にスイッチが入って、集中してエネルギーを注ぐことができる人間で、その目標が定まらないと実にフラフラしている性格だとは自分で気づいていました。ですから、目標が決まれば、たとえ時間がかかってもあきらめず、自分を変えていくことができると信じていたのです。

前述したように自分を変えてきた起爆剤は、私の場合すべて挫折感でした。私自身、ダメなところがいっぱいある人間なのでよくわかるのですが、何かやって失敗すると、「だから、お前はダメなんだ」と他者からよく説教されました。ところがあるとき、この否定的な言葉はなんのプラスにもならないと気がついたのです。自分にとってプラスに働かない非難には耳をかさずに、右から左に聞き流すことにしました。よく考えてください。何をやっても、すべて成功している人なんていません。失敗をたくさんしている私も含め、私の周りにも「一度も失敗したことがない」と胸を張って言える人はいないと思います。

そして「過去」という過ぎ去った時間にはタイムマシンでもない限り、戻れません。逆行不可なのです。この逆行不可のことに対して、否定的なことばかり言っても、何の意味もありません。それよりも大切なのは、「これから自分がどうしたいのか?」ということを明確にして、先を見ることです。

これは病気とつき合う場合においても同じです。長く治療をしても、ちっとも良くならない。そんな患者さんに「だから、ダメなんだ」とは言いません。「あのときああすれば、こんな病気にならなかった」という後悔をしても、その時点に戻れはしないのです。苦しいまま、辛いまま、少しも気持ちがラクになりません。そこで、視点を過去ではなく、未来に向けます。今の状態から先を見て、「これからどうしたいのか?」ということを患者さん自身が明確にして、目標を立てること。これが病気と向き合うための、大切な処方箋になるのです。

目標が定まれば、具体的なメニューを決めて実行していきます。一人でできないことは、周囲の助けを借りて、自分でできることは自分でやってみる。

それは、「今よりももっと幸せな環境をつくる」ことへの前向きなアプローチです。

❖名医は身体のなかにいる

病院の診察室で、病気が快癒した患者さんが来られ、医師に「すっかり良くなりました。病気が治ったのも、これもすべて先生のおかげです」とお礼を述べる……こんな場面はよくあること。そのとき、医師がこんなふうに応えることがあります。「よかったですね。でも私は何もしてないんですよ。病気を治したのは、患者さん、あなた自身なんですよ」と。

こういうことが言える医師こそ、名医だなあと思います。もちろん、はっきりと言葉にはしない名医もいますので、誤解のないようにしてください。医師は病名を診断して、薬を処方するなど医療方針を打ち出していきますが、患者さん本人の治したいと思う気持ちがあってこそ、病気は治るのだと思います。患者さんと一緒になって、患者さんの治したいという気持ちに寄り添って、できる限りのことを尽くすのが医師の役目、またその傍でお手伝いする医療従事者の役目なのではないでしょうか？

あれも、これもやってみたけど、ダメだった、というときに、「もう少し一緒に考えてみようか？」と言ってくれる医師がいたら、ぜひ、こう言って、あなたの思いを伝えてみてください。「私はこうしたいのです。先生、どうぞ、一緒に考えてください」と。

よく「名医は身体のなかにいる」といいます。抽象的な言い回しに聞こえるかもしれませんが、私は、治したいという患者さんの心のなかにある強い気持ちが、名医のように治癒の力を発揮するのだと考えています。

一方で、医師の言うことに、ひたすら黙って従う患者さんがいますが、医師の示した治療方針が、自分がどうしたいかという希望と違っていたなら、それははっきり伝えたほうがいいのです。ときおり「ずっと病気でいたい」と病気に依存し続けている患者さんもいますが、それでは何も変わりません。医師から差し伸べられた手だけが、すべてではないのです。選択肢がいくつかあったら、そのなかで自分の気持ちに添うものを選択する、あるいは、選択肢がなければ、セカンドオピニオンを求めてもいいのです。そして、最終的には「自分で方針を決める」ことです。治したいという気持ちを持つ、あなたの身体のなかにいる名医と向き合ってみてください。その結果、無理して、長く医師にかかる必要はありません。いったん離れて、また診てもらいたくなったら新患で来ればいいのですから。「私はこうあるべき」と決めつけて、その呪縛から離れられない患者さんもいます。「あなたはどうしたいですか？」という問いかけに、やりたいことではなく、「こうあるべきだ」という答えを出すのです。状況を良くするためには、自分を変えていくことが必要な場合もありますが、「べきだ」にこだわっていると、育自にマイナスの要因となってしまいます。

大切なことは、ご自身の身体と心の声に素直になることです。素直な気持ちで、耳を傾けてください。きっとあなたのなかにいる、名医の声がきっと聞こえてきますよ。

❖不安要素にエサをやらない

高齢化社会が加速化する今、病気を抱えてない人でも、将来についての不安がいっぱいでしょう。けれども、将来について、漠然とした不安を持つことは、ストレスの原因になり、身体に良くありません。不安にエサを与えると、どんどん不安が雪だるま式に大きくなって、気分はどんどん落ち込んでいきます。過去に振り回され続ける人生にはさっさとおさらばして。いやなことは忘れる方向に心の舵を切りましょう。

舵取りの方向は、これから自分がどうしたいかです。その具体策を考えます。そのために、「今の自分にできることは何か？」を考えます。いきなり大きな目標を立てるのは賢明ではありません。目先のできることを一つずつ増やしていきましょう。その小さな一つの目標達成に、自分なりの楽しみを見出していくことができたら、それが新しい自分を育てることにつながっていきます。新しい目標を立てたら、前述した三つの「あ」です。「あせらず、あわてず、あきらめず」、新しい未来を想像して生きる自分を育ててください。

私の尊敬する日野原重明先生は、一〇〇歳を越えても元気に現役の医師として、活躍されていますが、常日頃から「とにかく、振り返らないで、新しいことを始めるのです、それが元気の源です」とおっしゃっています。

そして、世界的に知られた哲学者マルティン・ブーバーもこう言ってます。

「新しい何かを始めることさえ忘れなければ人は老いるものではない」
凛として老いを迎えたいものです。

❖ユーモアのある生活を

浅草生まれの私は、下町気質が身に染みているのでしょうか、根本的に「お祭り好き」です。言い換えれば、どこか、おめでたいところがあって、おっちょこちょい。いつも頭のなかが三社祭のように、お祭り気分なのです。

すごくいやなことがあって落ち込んでいても、吹っ切れるとサッパリしていられる。もちろんストレスが溜まることだってありますが、いやだなあ、嫌いだなあと思っていると、どっと疲れてしまうのです。

社会で生きていくためには、人間関係がなかなか大変で、相性がいい人ばかりとは限りません。でも、好きなことには、いくらでも体力が持ち、努力もできます。苦手なタイプの人と接するときでも、視点を変えればラクになります。ムカっときたときでも、「ああ、この人もストレスを抱えて大変なんだろうな。私よりもっと辛いんだろうな」と思えば、不思議と怒りも収まります。

親しい人間関係であっても、摩擦は生じます。愛し合っている夫婦だって、ケンカになることはあります。そんなとき、怒りを育てない方法で、摩擦を回避できたらと思うのです。そこに必要なのはユーモアではないでしょうか。よく「笑う門には福来たる」と言います。笑いは、健康に良いと言われますが、笑うことが痛みを解消することも実証されています。

ユーモアの本場といえば、イギリスですが、私にはいい思い出があります。イギリスの田舎からロンドンに戻る列車に乗り遅れそうになり、駅に向かって猛ダッシュしたのですが、道に迷い、通りすがりの老紳士に、「駅は近くですか?」と泣きそうな顔で尋ねました。すると老紳士は腕時計にちらりと目をやって「ああ、ちょうど今、最終列車が出たところかな?」と言うので、私は気絶しそうになったのですが、なんとその老紳士は私の腕を掴んで「今のは、私の今日一番のジョークだ」とウインクしたのです。実は駅はすぐ先にあったのです。しかも最終にはまだ余裕もありました。大笑いして、ありがとうと手を振って別れました。およそ、冗談など言うような風貌ではなかっただけに、まんまとジョークにひっかかった私は、お腹の底から笑ってしまいました。今でもジョークと老紳士の顔が思い浮かびます。

しかし笑いも、人と場所と状況を選びます。ユーモアというのは、本来ちょっと毒のある笑いを誘うこともあるからです。たとえば、先の老紳士のジョークも、私の心に余裕がなかったら、あるいはあのときほど若くて世間知らずでなかったら、腹を立てていたかもしれません。ユーモアが怒りを買っては台無しです。イギリスの老紳士のパンチの効いたユーモアも受け取る側が大真面目な人だったら、理解できずに怒りだしたかもしれません。

ユーモアを理解できるような人間関係を、日ごろから探しておくことも大切です。親しい間柄であっても、お互いに気を遣ってわざとらしい笑顔を振りまいたり、遠慮して言いたいことも言えずに、ただニコニコしていては、かえってストレスを溜めてしまうこともあるでしょう。たとえば、〝バカ〟などという否定的な言葉でも、状況によってユーモアあふれる会話のなかでなら、笑って受け入れられることも多々あります。「何やってるの、バカだなあ」「冗談もたいがいにしてよ、もう信じた私がバカみたい」などというフレーズも、気を許した信頼関係のある友人同士の会話でなら、〝バカ〟という響きが、温かく感じられて、ほっこりした気持ちになり、素敵な言葉に変わります。互いに遠慮なしに本音でものを言い合っても傷つかない関係……はたから見たら、コントでも演じているのか？　と思うくらい、丁々発止の楽しいやり取りができたら理想です。

もっとラクに生きていくために、いつもユーモアを交わせる相手がいることで、自分を変えていけたらいいですね。

❖暗闇に射す光を求めて

私の精神修業は剣道です。剣道を始めたのは、四十歳を過ぎてから。四十は「不惑の年」といいますが、実際の私は、まだまだ迷っていました。悩み事を抱えても、気軽に相談できる両親は二十代で他界しているし、病弱の妹には心配はかけられないし。そんなとき、すがるものが欲しくて、精神が鍛えられたらと道場に通うようになったのです。

しかし、最初に面をつけたとき、あまりにも視界が狭く感じられ、精神を鍛えるどころか、不安が募って気持ちがどんどん沈んでいきました。しかもなれない稽古で腰痛になり、気持ちの落ち込みがとめられなくなったのです。

でも、稽古を続けていくことで、心細くて情けない自分を少しずつ克服できたと思います。剣道の稽古は苦しく辛いものでしたが、自分のなかにいる偽らざる姿と向き合うことができ、素直な気持ちになれたとたんに、暗闇から光が見えたのです。

本当の悲しみは、辛い経験をした者でないとわかり合えないものです。それは、大病を患って痛みを知った者にしかわからないのと同じです。ただ、悲しみや痛みを受け入れて、そのあとどんな人間になれるかで、大きく人生は違ってくると思うのです。

いじけていやな人間になってしまうのか？　他者の痛みがわかる優しい人間になれるのか？

私自身も、ヘルスケアカウンセラーの仕事を始めたころ、患者さんから「あなたにこの気持ちはわからない」とよく言われましたが、近ごろでは、この言葉も優しい気持ちで静かに受けとめられるようになったと思います。

平均寿命が延びる一方で、社会は激変し、私たちの力ではどうしようもない自然災害にも見舞われる日々の生活のなかで、柔軟に社会の変化に対応して生きていくには、心と身体のバランスを保つ育自がより大切になってくることでしょう。昔を振り返るのではなく、これまでの自分に新しい自分を上乗せしながら、今日から新しい自分を育てていきましょう。

人は何歳からでも、もっと素敵に生まれ変われるのです。その瞬間に、目の前に明るい未来への光が見えてくると思います。

エピローグ

〜あとがきにかえて〜

❖チャンスの女神が企てた新たな人生へ、六十代からの育自の実践

この本は、私がヘルスケアカウンセラーとして、実際に働き始めてから、現場で実感したことをもとに、「育自」という処方箋を提案するという形でまとめたものです。

この本が、痛みや苦しみに悩んでいらっしゃる皆さんが、少しでもそこから抜け出せて、新しい自分に生まれ変わるきっかけを掴むヒントになりましたら、それ以上に嬉しいことはありません。

私は、この本の執筆に際して、今までやってきたことを文章に書き出す作業をしながら、自分自身のことも考えました。六十代になった私は、世の中では定年を迎える年齢です。

でも、育自のセオリーに従えば、「人は何歳からでも生まれ変われる」のですから、「次の自分として何を目標に生きていこうか」と考えるようになりました。そんな折に、今年四月に熊本で大きな地震があり、それが新たな行動を始めるきっかけとなったのです。

振り返れば、大学院まで卒業したのに専門知識が何も役に立っていないような、悶々とした日々を送っていた、二〇一一年三月十一日に東日本大震災が起きました。地震、津波、原発事故の被害にあった福島県の被災住民の方々へ医療支援をするために、母校とNPOが協力して立ち上げた医療チームのメンバーに誘われました。そこから五年。いくたびかの挫折感を振り払いながら、NPOのチームと継続してきたのがプロジェクト「きぼうときずな」の活動です。そして、二〇一六年から先のプロジェクトの計画を考えながら報告書をまとめていた四月十四日に、熊本地震が起きました。ニュースを眺めながら、この国は、先の大震災から五年の間に、何を学んだのだろうかと素朴な疑問を感じていました。

災害は発生した日から三週間が、もっとも大変な時期です。その時期に向けての支援活動の充実が急務であることを、先の東日本大震災から国や行政は学習できたはずだと思っていました。知見がきちんと積み重なっていると信じていました。なのに、まだ災害が起こるたびに対策会議を開いて、一つ一つの対処を検討しているのが現実です。物資の輸送やボランティアの招集は敏速になっても、現地のニーズに沿った支援に時差が生じていたりします。特に私は保健師の立場から「被災した現地の保健師と住民のストレスが最大である時期はいつか」を学び、現地の保健師が疲弊しないうちに、彼らを助ける専門家の迅速な派遣が必要だと感じていました。しかし、再び災害が起きても、そのような対応がまったく取られていない、考えられていないことを正直、歯がゆく感じました。

今後、熊本と福島の支援をどうやっていこうかと考え、四月中に熊本に対する支援活動を立案して活動を実施しようと行動を始めた矢先、五月末に、おおさか維新の会から、参議院議員への立候補（全国比例代表候補）という、今まで考えもしなかった新たなお話をいただいたのです。国政に打って出るなんて、そこまではおこがましいと思ったのですが、育自という言葉を標榜して、本を執筆している自分が、立候補を断っては、「自身が育自に背を向けたことになる、この本で書いていることが嘘になるのではないか」という思いが日々募りました。

そして、「自分の可能性を最大限に生かすことに挑むのに、今、尻込みしていてどうするのか?」と自問し、今、やるべきだと結論づけ、立候補に至りました。「人々が抱える不安、悩み・苦しみ・痛みが、軽減される社会に変えていくために、もっと役立つこと」を国政に参加することで実現できるチャンスではないかと。

根回しに何年もかけるのが常識といわれている政界で、今回のように一ヵ月先が投票日といった環境下で立候補することは、非常識を通り越して、異常事態でした。記者会見ギリギリまで、家族を含め親しい周囲が誰も立候補することを知らないという状態です。家族からは、「賛成も何も、来月十日が投票日。おかしくなっちゃったとしか思えない」と言われ、投票日まで私の立候補を知らなかった友人や、現在も私が議員になったことさえ知らない知人がいるという状態です。

タスキをかけて商店街を走り回っている最中は、「撮影？　カメラどこ？」なんて聞かれることになり、「すいません、本当に立候補してるんです」といえば「え！　どっから？　自民党？」という会話に始まり、「ごめんなさいね、アタシ東京じゃないのよ」「全国比例なんです！」と答えると「おおさか維新なの？　生まれ大阪だった？　党内順位は？」と話はあらぬ方向に展開し、一人一人に立ち止まって事情を説明しているような選挙活動でした。

二〇一六年七月一〇日の参議院選挙投票日、全国比例代表候補として約6万8千票で当選させていただきました。即日開票が始まってすぐさま当確者のニュースが続々流れるなか、私の当選が確実になったのは翌日の明け方になってですが、「これはいったいどういうチャンスの風が吹いたのだろう」と茫然とする結末でした。

チャンスの女神は前髪を掴めといいます。そのわけは、女神の頭の後ろは禿げていて、目の前を通り過ぎたあとで、掴もうとしても髪がないから、ツルっとすべってしまうからだそうです。チャンスは兆しが見えたときに掴め、考えていたら女神は走り去ってしまう。追いかけても後ろ髪はないから遅い、ということでしょう。

しかし、チャンスの女神はいったいどこにいるのでしょう? よくよく考えると、私の場合、被災地の支援を思いつつ、自らやっていることにイライラして、いても立ってもいられない気持ちになっている自分の心のなかに存在していた、ということがわかったのです。女神の前髪が、あらかじめ自分の心のなかにあるとわかれば、うまく掴めるはずです。チャンスを逃すのは、自分でその心のなかに壁をつくっていたからだということを、今回の立候補でつくづく感じました。特に、年齢という壁! 実際、世の中では年齢という壁は、後ろむきのマイナス要素になることが多いのです。私は、女性でもあったことから、年齢という枠に常に縛られてきました。挑戦するたびに、周囲の失笑を買っていた人生でした。「年がいもなく」という言葉がつきまとっていたと思います。常識だと思われる年齢からは逸脱した挑戦ばかりだったのでしょう。

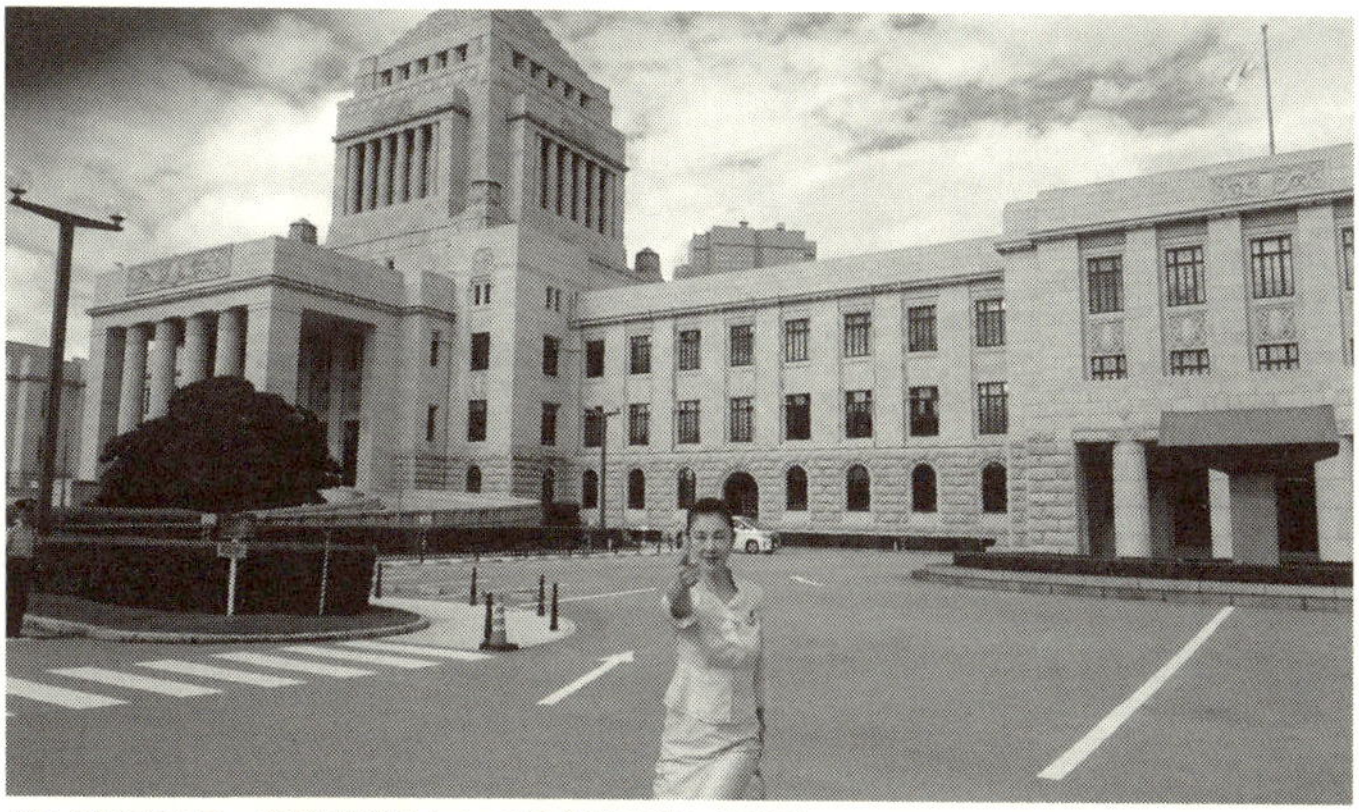

2016年8月1日、参議院議員として国会議事堂に初登院。

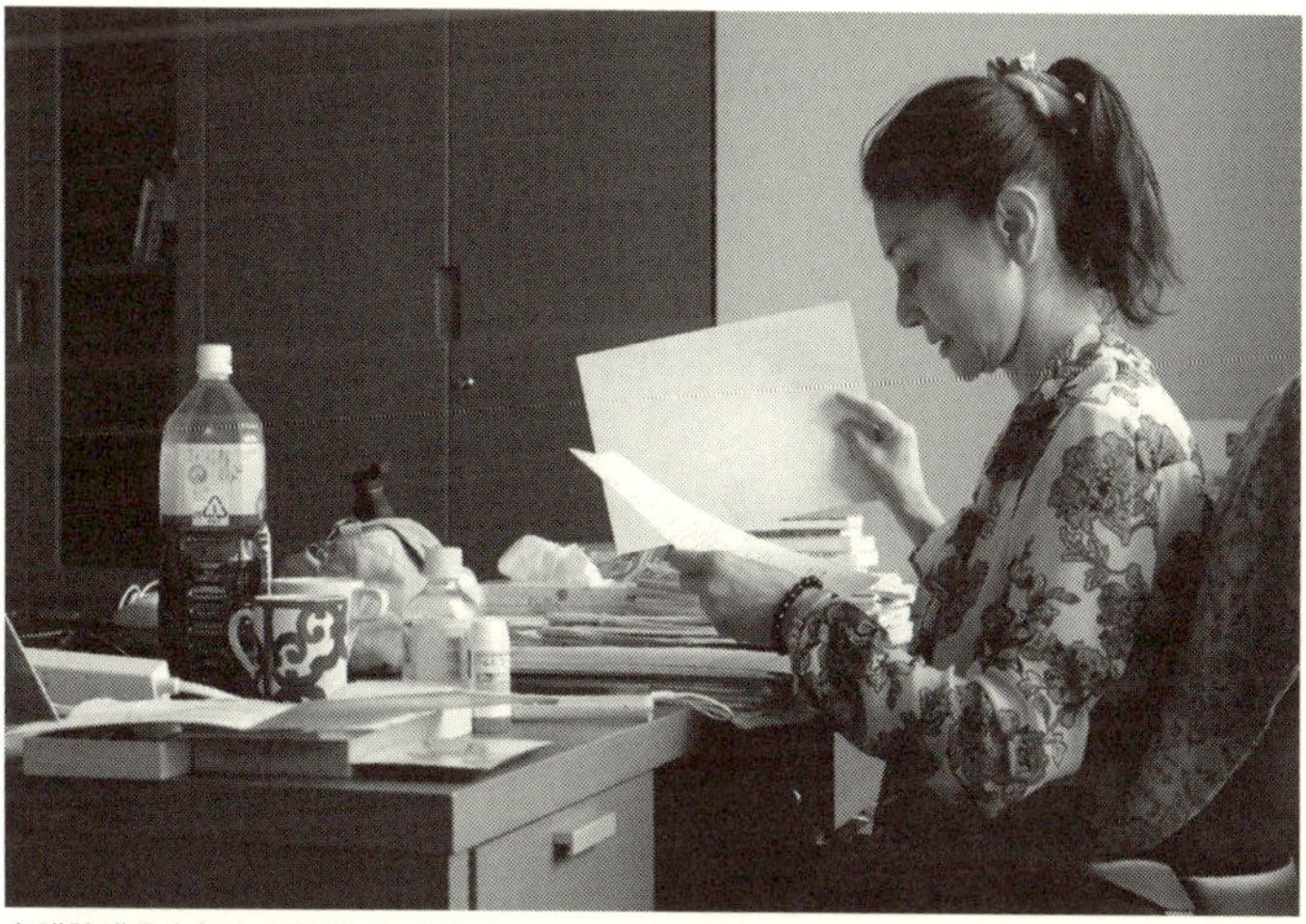

参議院議員会館内の事務所で執務中の一コマ。

しかし、私の人生では、常識を逸脱した年齢を迎えたときに、二度とないオンリーワンチャンスがやってきたのです。今回の立候補もそうです。六十二歳の初挑戦に加えて、準備に何も揃ってないことも、すべて私の心のなかにいた〝女神の企て〟なのでしょう。そこからチャンスをものにしてみろという、命令のようなものでした。その命令を受け容れて、その実行を決意すること、それが、何度も生まれ変わる秘訣だと思います。そして、決意するには勇気という力も必要でしょう。

その勇気の根源には、常に妹の存在がありました。亡くなった妹の人生が、私を常に新しい行動に衝き動かしてくれるのだと思います。「人生はオンリーワンチャンス、時間だけが平等に与えられている」といった妹の言葉を胸に頑張って、六十二歳で議員一年生をスタートさせます。任期は六年です。まず、六年間の人生を、これまでのヘルスケアカウンセラーとして培った経験を生かし、この本にも書いた「病の不安、介護・看護などの苦しみ・悩みが、軽減される社会」になることを願って、政治の世界で活動します。それが、また私の新たな「育自」の実践です。

今回の出版に当たりましては、あともう少しで書き上がるという時期になって、選挙を挟む形になり、途中、執筆の筆を止めてしまいましたが、なんとか書き上げることができました。そんな私をずっと叱咤激励し、応援をしてくださった方々に、深く感謝を申し上げます。

二〇一六年九月

石井苗子

石井苗子（いしいみつこ）
参議院議員、ヘルスケアカウンセラー、女優。1954年、東京都生まれ。高校卒業後単身渡米。ワシントン州立大学で学ぶ。帰国後、上智大学に編入。卒業後、同時通訳として働く。1988年「CBSドキュメント」(TBS系)初代女性キャスターとしてマスコミデビュー。さらに1990年、映画「あげまん」に準主役で出演し、女優デビュー。1997年、聖路加看護大学に学士入学し看護学を専攻。2002年に卒業後、東京大学大学院（医学系研究科健康科学 生物統計学／疫学・予防保健学）に進学。'04年3月に修士課程、'07年3月に博士課程を修了。'08年に保健学博士号を取得。
'05年から都内病院心療内科でヘルスケアカウンセラーとして働く。'11年から、東日本大震災被災住民支援プロジェクト「きぼうときずな」でプロジェクトリーダーとして活動。'16年の参議院選挙におおさか維新の会から立候補し、当選。現在、参議院議員として多忙な日々を送る。

病《やまい》と向き合うことは、自分を育て直すこと
ヘルスケアカウンセラーが提案する「育自」という処方箋

2016年10月15日初版発行

著　者　**石井苗子**

デザイン　**米山和子**
編集協力　**原田英子＋さらだたまこ**
写真協力　NPO法人 日本臨床研究支援ユニット医療支援プロジェクト「きぼうときずな」

発行者　**佐藤俊彦**
発行所　**株式会社ワニ・プラス**
〒150－8482
東京都渋谷区恵比寿4-4-9えびす大黑ビル7F
電話　03-5449-2171（編集）

発売元　**株式会社ワニブックス**
〒150－8482
東京都渋谷区恵比寿4-4-9えびす大黑ビル
電話　03-5449-2711（代表）

印刷・製本所　**中央精版印刷株式会社**

ISBN 978-4-8470-9495-8